常见中老年疾病诊疗与康复

主编 熊小英 冯志文 兰 佳 易苏红 陈秀珊 王东昕

中国轻工业出版社

图书在版编目（CIP）数据

常见中老年疾病诊疗与康复 / 熊小英等主编.
北京 : 中国轻工业出版社 , 2025. 4. -- ISBN 978-7
-5184-5340-5

Ⅰ. R4

中国国家版本馆 CIP 数据核字第 2024HK7392 号

责任编辑：何　花　　责任终审：高惠京　　设计制作：中文出版集团有限公司
策划编辑：付　佳　　责任校对：朱　慧　朱燕春　　责任监印：张京华

出版发行：中国轻工业出版社（北京鲁谷东街 5 号，邮编：100040）
印　　刷：北京君升印刷有限公司
经　　销：各地新华书店
版　　次：2025 年 4 月第 1 版第 1 次印刷
开　　本：710 × 1000　1/16　印张：14
字　　数：200 千字
书　　号：ISBN 978-7-5184-5340-5　定价：60.00 元
邮购电话：010-85119873
发行电话：010-85119832　010-85119912
网　　址：http://www.chlip.com.cn
Email：club@chlip.com.cn

242302S2X101ZBW

编委会名单

主　　编　熊小英　江西省南昌市人民医院

冯志文　广州医科大学附属第四医院

兰　佳　江西省贵溪市中医院

易苏红　江西省新余市人民医院

陈秀珊　暨南大学附属顺德医院

王东昕　山东省临沂市荣军医院（临沂市心理医院）

副主编　王　斌　陕西中医药大学附属医院

穆怀思　北京市第二医院

编　　委　易生彬　湖北省洪湖市中医医院

尤　敏　安徽中医药大学第二附属医院

前　言

当下，全球人口老龄化浪潮汹涌，中老年群体数量亦急剧攀升，这一庞大群体的健康诉求成为医疗界必须直面的重要课题。笔者在长期的临床实践中深切感受到中老年疾病诊疗工作的复杂性与艰巨性。医学知识不断更新迭代，新的研究成果、诊疗技术层出不穷，而中老年疾病往往又呈现出多病共存、病情隐匿、病程迁延等棘手特性。因此，笔者对中老年常见疾病的诊疗方法及临床经验进行总结，集合成册，力求做到既有深度又有广度，旨在为中老年疾病的临床诊疗和大众层面的相关知识科普提供参考。

本书共分六章，分别介绍心血管内科疾病、消化系统疾病、内分泌及代谢性疾病、神经系统疾病、骨伤科疾病及老年皮肤病的诊疗、康复及预防。另有两个附录，概括论述老年病的综合管理与中老年内科常见病的中医诊治。

第一章聚焦心血管内科疾病，这是中老年群体最常见的疾病种类之一，与中老年群体的健康息息相关。本章首先介绍心血管基础结构与中老年心血管生理功能变化，再分别针对冠心病、高血压、心力衰竭等常见病的诊断与治疗进行剖析，解读中老年心血管疾病患者的隐匿症状、特殊表现，梳理药物、介入疗法等适配高龄人群的治疗策略。

第二章介绍中老年消化系统疾病的诊疗。本章首先搭建消化系统疾病的整体框架，随后针对几种中老年常见的消化系统疾病展开论述，解读其在中老年群体中的发病特点和诊疗要点，最后探讨消化内镜技术在中老年消化系统疾病诊疗中的应用，助力中老年消化系统疾病的精准诊疗。

第三章论述内分泌及代谢性疾病的诊疗，包括糖尿病、甲状腺疾病、骨质疏松症及痛风。糖尿病在中老年群体中常伴发多种并发症，对中老年人的健康状况有重要影响。本章强调中老年糖尿病规范诊疗的重要性，梳理了胰岛素、口服药治疗进展，还着重强调对糖尿病的综合管理。甲状腺疾病往往起病隐匿，甲状腺功能异常将影响全身代谢。本章介绍甲状腺疾病的诊断路径与治疗方案，以期提高中老年甲状腺疾病的早期诊断率和早期治疗率。骨质疏松症关乎中老年骨骼健康，骨质疏松症因骨量加速流失、成骨细胞活性降低而困扰中老年人，本章从骨密度检测到抗骨质疏松药物使用，再到骨折预防与康复，为守护中老年骨骼防线提供指引。痛风发作时剧痛难忍，严重影响中老年患者的生活质量，本章针对中老年肝肾功能的变化特点，梳理痛风的急性发作、缓解期治疗及长期管控策略，为提高中老年痛风控制水平提供参考。

第四章总结神经系统疾病中阿尔茨海默病与脑卒中的诊疗。阿尔茨海默病早期症状隐匿，本章重点关注早期筛查手段、认知训练及药物延缓病情技巧；脑卒中诊疗则突出院前急救的时效性和质量，强化肢体、语言功能等方面的后续康复，为临床把握中老年脑卒中的救治与康复的关键节点提供参考。

第五章结合中老年群体的骨骼代谢特点，梳理中老年骨伤科疾病的规范诊疗方法，并整合中医正骨整脊传统智慧、中药外敷特色疗法与现代手术固定技术，为中老年骨伤科疾病提供多元化的治疗选择。

第六章从老年皮肤组织学退变过程出发，梳理老年常见皮肤病鉴别诊断、药物治疗，并充分考量老年皮肤吸收代谢特点，提出预防复发的皮肤护理要点。

附录 1 和附录 2 分别论述老年病的综合管理与中老年内科常见病的中医诊治。老年机体整体代谢功能衰退，疾病的发生往往导致多系统、多层面的功能紊乱，疾病治疗也不能局限于简单的针对病理变化的逆转和控制，而应从多个方面进行综合管理。中医学是中华传统文化的瑰宝，中医学的整体观念与中老年疾病的综合管理理念不谋而合。书中从中医角度出发，对中老年脏腑功能变化特点进行阐释，并梳理经方调补、针灸推拿等扶正祛邪、改善慢病的作用机制，为中西医结合诊疗在中老年疾病诊疗中的应用添翼。

随着我国老年人口的不断增加，对中老年疾病医师的专业素质要求也越来越高。笔者希望本书有益于医务工作者更好地理解和掌握中老年疾病的诊疗与康复知识，为中老年人的健康保驾护航。同时，其他读者也能从中获悉更多的专业知识。当然，本书不可避免地存在一些疏漏，真诚地希望能够收到读者宝贵的意见和建议，以便我们在未来的修订中不断完善。

编者

2024 年 9 月

CONTENTS

目 录

第一章
心血管内科疾病治疗与康复

第一节　心血管疾病的基础知识

心血管疾病（Cardiovascular Diseases，CVD）是全球范围内最常见且严重危害人类健康的疾病之一，尤其中老年人多发。其发病率、致残率和死亡率均居各类疾病之首，给个人和社会带来了沉重负担。

一、心血管系统的基本结构和功能

心血管系统由心脏和血管组成，主要功能是运输血液，从而为全身组织提供氧气和营养，并带走代谢废物。

（一）心脏

心脏是一个强有力的泵，位于胸腔中央，略偏左。它由四个腔室组成：左心房、右心房、左心室和右心室。心脏通过一系列的收缩和舒张，推动血液在体内循环。心脏的正常功能依赖于心肌的健康、心脏瓣膜的正常开闭以及心脏电传导系统的协调一致。

（二）血管

血管分为动脉、静脉和毛细血管三种。动脉将富含氧气的血液从心脏输送到全身；静脉将缺氧的血液带回心脏；毛细血管是动脉和静脉之间的微细血管网络，负责物质交换。

二、心血管疾病的分类

（一）冠心病

冠心病，也称缺血性心脏病，是冠状动脉粥样硬化引起的血管狭窄或阻塞，导致心肌供血不足，出现胸痛、心绞痛等症状，严重时可引发心肌梗死。

（二）高血压

高血压是指动脉血压持续升高。长期高血压可损害心脏、血管、肾脏和大脑，增加心脑血管事件如心脏病和脑卒中的风险。高血压通常无明显症状，因此被称为“沉默的杀手”。

（三）心力衰竭

心力衰竭是指心脏不能有效泵出足够的血液以满足身体的需要。其症状包括呼吸困难、疲劳、脚踝肿胀等。心力衰竭可由多种心脏疾病导致，如冠心病、高血压、心肌病等。

（四）心律失常

心律失常是心脏电传导系统异常引起的心跳节律异常，包括心动过速、心动过缓和心律不齐等。心律失常可导致头晕、心悸、昏厥，严重时可致命。

第二节　冠心病的诊断与治疗

冠心病（Coronary Heart Disease, CHD）作为心血管疾病中的一大类，严重影响着人们的生命健康。冠心病具有高发病率、高致残率和高死亡率的特点，一直是医学界关注的重点。

一、冠心病的基础知识

冠心病，全称冠状动脉粥样硬化性心脏病，是由于冠状动脉（向心脏供应血液的血管）发生粥样硬化病变，引起血管腔狭窄或阻塞，造成心肌缺血、缺氧或坏死而导致的心脏病。冠心病可分为五类：隐匿型冠心病、心绞痛型冠心病、心肌梗死型冠心病、缺血性心肌病型冠心病和猝死型冠心病。

冠心病的病因复杂，主要机制包括冠状动脉粥样硬化和冠状动脉痉挛。冠状动脉粥样硬化的形成是由多种因素导致血脂在血管内膜沉积，逐渐形成粥样斑块，使血管腔狭窄。冠状动脉痉挛则是血管平滑肌收缩导致血管腔暂时性或持久性狭窄。此外，高血压、糖尿病、吸烟、肥胖等因素也会加速冠心病的发展。

冠心病的症状因病情轻重而异，典型症状为心绞痛，表现为胸骨后或心前区的压榨性疼痛或憋闷感，可放射至左肩、左臂、颈部等。疼痛一般持续数分钟至十余分钟，经休息或服用硝酸甘油可缓解。其他症状还包括呼吸困难、乏力、恶心、呕吐等。

冠心病的危险因素包括可控因素和不可控因素。可控因素主要有高血压、血脂异常、糖尿病、吸烟、肥胖、缺乏运动等；不可控因素主要有年龄、性别（男性发病率高于女性）、家族史等。通过控制和管理可控因素，可以有效降低冠心病的风险。

二、冠心病的诊断方法

（一）病史询问

详细了解患者的年龄、性别、家族史、生活习惯、既往病史等信息，为诊断提供依据。

（二）症状和体征

观察患者是否有心绞痛、胸闷、气短等症状，以及心音、心律等体征。观察这些典型的症状和体征有助于初步判断病情。

（三）心电图检查

心电图是冠心病诊断中常用的无创检查方法。通过记录心脏电活动的变化，可以发现心肌缺血、心律失常等异常情况。对于存在胸痛症状的患者，心电图检查可以作为初步筛查手段。在冠心病患者中，心电图可能出现ST段压低、T波倒置等改变。然而需要注意的是，心电图检查的敏感性有限，部分冠心病患者的心电图可能无异常表现。因此，对于疑似冠心病的患者，应结合其他检查方法进行综合诊断。

（四）血液生化检测

血液生化检测是通过检测血液中的心肌酶、血脂、血糖等指标，评估患者的心肌损伤程度、血脂代谢状况，并判断是否存在糖尿病等危险因素。心肌酶是存在于心肌细胞内的一类具有催化心肌细胞代谢及调节心肌细胞电生理活动作用的酶，主要包括天冬氨酸氨基转移酶（AST）、肌酸激酶（CK）、乳酸脱氢酶（LDH）、肌酸激酶同工酶（CK-MB），以及 α- 羟丁酸脱氢酶（HBDH）等。当心肌受到严重损伤时，心肌酶会释放入血，导致血液中的心肌酶水平升高。因此，对于疑似急性心肌梗死的患者，应及时进行心肌酶检测以明确诊断。

（五）影像学诊断

通过超声检查、X线检查、CT检查等手段，可以观察心脏的形态、结构及冠状动脉的病变情况。其中，超声检查是冠心病诊断中常用的无创检查方法之一。通过超声检查可以评估心脏的形态、大小、瓣膜功能及室壁运动情况等信息。对于存在心脏结构异常的患者，超声检查可以作为初步筛查手段。此外，CT检查也是一种常用的影像学诊断方法。需要注意的是，影像学检查也存在一定局限性，如对于部分小血管病变可能无法准确诊断。因此，在选择影像学检查方法时应根据患者的具体情况进行综合考虑。

（六）冠状动脉造影

冠状动脉造影是冠心病诊断的“金标准”。通过向冠状动脉内注入造影剂并在X线下观察血管的形态和狭窄程度，可以准确诊断冠心病并评估病变的严重程度。通过冠状动脉造影可以了解冠状动脉的病变范围、程度和分布等信息，为制订手术治疗方案提供依据。然而，冠状动脉造影属于有创检查方法，具有一定的风险和并发症发生率。因此，在选择冠状动脉造影时应根据患者的具体情况权衡利弊。

（七）心脏放射性核素显像

心脏放射性核素显像又称核素心肌显像，是近年来新兴的一种冠心病诊断技术。通过注射放射性核素并利用其示踪特性来评估心肌的血流灌注情况和代谢状态等信息。与传统的冠状动脉造影相比，核素心肌显像具有无创、操作简便等优点。然而需要注意的是，核素心肌显像也存在一定局限性，如存在放射性暴露等风险，因此在使用时应严格遵循适应证，并控制剂量。

三、冠心病的治疗

冠心病作为心血管领域的常见病和多发病，其治疗涉及多方面。治疗冠心病不仅要针对病因进行干预，还需要综合考虑患者的个体差异、病情严重程度以及并发症等因素，制订个体化的治疗方案。

（一）病因识别与预防

冠心病的治疗首先在于识别并控制其病因。高血压、血脂异常、糖尿病、吸烟、肥胖等均为冠心病的主要危险因素。针对这些危险因素，需要采取相应的预防措施，如控制血压、调节血脂、控制血糖、戒烟限酒、减轻体重等。通过有效的预防措施，可以降低冠心病的发生率和复发率。

（二）药物治疗

1. 药物治疗原则

（1）早期干预。一旦发现冠心病，应尽早开始药物治疗，以阻止病情进展和减少并发症的发生。

（2）综合治疗。根据患者的具体情况，制订个体化的综合治疗方案，包括药物治疗、生活方式调整等。

（3）长期维持。冠心病需要进行长期药物治疗，患者应坚持服药，定期随访，以确保药物疗效和安全性。

2. 抗心绞痛药物

抗心绞痛药物主要用于缓解心绞痛症状，主要包括硝酸酯类药物（如硝酸甘油）、钙通道阻滞剂（如地尔硫䓬、维拉帕米）等。这些药物通过扩张冠状动脉、降低心肌耗氧量、保护心肌细胞等途径改善心肌缺血状态，缓解心绞痛症状。硝酸甘油可降低左室舒张末压，舒张心外膜血管及侧枝血管，促进血液从心外膜区流向心内膜下缺血区，从而增加缺血区的血流量。在心绞痛发作时，可以舌下含服硝酸甘油片。

3. 抗凝与抗血小板药物

抗凝与抗血小板药物主要用于预防冠状动脉血栓形成和心肌梗死的发生。常用的抗凝药物包括华法林、普通肝素等；抗血小板药物包括阿司匹林、氯吡格雷等。这些药物通过抑制血小板聚集和血栓形成，降低心血管事件的风险。阿司匹林可通过抑制环氧化酶和血栓素 A2（TXA2）的合成达到抗血小板聚集的作用。氯吡格雷主要用于冠脉支架植入以后及有阿司匹林禁忌证的患者，起效较快。

4. 降脂药物

降脂治疗是冠心病药物治疗的重要组成部分，通过降低血脂水平，抑制冠状动脉粥样硬化的发生和发展。常用的降脂药物包括他汀类药物(如阿托伐他汀、瑞舒伐他汀)、贝特类药物(如非诺贝特)等。这些药物通过降低血液中的低密度脂蛋白胆固醇(LDL–C)水平，减少斑块形成和破裂的风险。

5. 血管紧张素抑制剂

血管紧张素抑制剂是一类具有降压和心脏保护作用的药物，包括血管紧张素转化酶抑制剂(ACEI)和血管紧张素Ⅱ受体阻滞剂(ARB)。此类药物主要有卡托普利、依那普利、培哚普利、福辛普利钠、贝那普利等。这类药物通过抑制血管紧张素系统的作用，降低血压、减轻心脏负荷、改善心肌重构，从而降低心血管事件的风险。

6. β 受体阻滞剂

β 受体阻滞剂通过阻断 β 受体，降低心肌耗氧量、减慢心率、改善心肌收缩力等，从而降低心绞痛和心肌梗死的发生率。常用的 β 受体阻滞剂包括美托洛尔、比索洛尔等。这类药物适用于冠心病合并高血压、心律失常的患者。一般来讲，在无明显禁忌证时，β 受体阻滞剂是稳定型心绞痛患者的初始治疗药物，但有严重心动过缓和高度房室传导阻滞、病态窦房结综合征、明显的支气管痉挛或支气管哮喘的患者禁用，有外周血管疾病及严重抑郁症的患者也应慎用。

7. 钙通道阻滞剂

钙通道阻滞剂是一类能够阻断钙离子进入细胞内的药物，通过降低心肌细胞内钙离子浓度，降低心肌收缩力和耗氧量，从而缓解心绞痛症状。此外，钙通道阻滞剂还具有扩张冠状动脉、改善心肌缺血的作用。常用的钙通道阻滞剂包括地尔硫䓬、维拉帕米等。本类药物患者耐受度较高，可用于稳定型心绞痛的治疗，特别适用于慢性阻塞性肺疾病及外周血管疾病等对 β 受体阻滞剂有禁忌证的患者。

8. 新型药物研究

随着医学研究的不断深入，一些新型药物也逐渐应用于冠心病的治疗。例如，PCSK9 抑制剂通过降低血浆中的低密度脂蛋白胆固醇水平，减少斑块形成和破裂的风险；利拉鲁肽等胰高血糖素样肽 -1（GLP-1）受体激动剂通过改善胰岛素抵抗、降低血糖和血脂等机制而降低心血管事件的风险。这些新型药物为冠心病的治疗提供了新的选择。

9. 联合用药

临床实践证明，单独使用某一类药物控制心绞痛往往难以获得满意的疗效，常需联合用药。临床常用两种不同类型药物联合治疗冠心病。主要方案有如下 3 种。

（1）硝酸酯类药物 (硝酸甘油)+ β 受体阻滞剂（普萘洛尔）。普萘洛尔可消除或减轻硝酸甘油引起的反射性心动过速和心肌收缩力升高，而硝酸甘油可消除普萘洛尔导致的心室容积增大和心室射血时间延长。二者合用可增强疗效，并减轻各自的不良反应。

（2）硝酸酯类药物 + 钙通道阻滞剂。硝酸酯类主要降低心脏前负荷，钙通道阻滞剂主要降低心脏后负荷，二者均扩张冠状动脉，因此可减轻心脏对氧的需求量，增加氧供给。但需注意，两药均有降压作用，可使冠状动脉灌注压下降，反射性兴奋交感神经，使心率上升，心肌收缩力提高，耗氧量增加，可能加重心绞痛，因此在二药合用时要注意观察。

（3）β 受体阻滞剂 + 钙通道阻滞剂。β 受体阻滞剂可消除或减轻钙通道阻滞剂引起的反射性心动过速和心肌收缩力增加，钙通道阻滞剂可消除 β 受体阻滞剂导致的收缩血管作用，降低外周阻力。

10. 药物不良反应管理

冠心病药物治疗过程中需要注意药物不良反应的管理。不同的药物具有不同的不良反应。如硝酸酯类药物可能引起头痛、面红等；β受体阻滞剂可能引起心动过缓、低血压等；降脂药物可能引起肝功能异常、肌肉疼痛等。因此，在使用这些药物时，需要密切关注患者的反应，及时处理药物不良反应。

11. 药物治疗监测

冠心病药物治疗过程中需要定期进行监测，以评估药物疗效和安全性。监测内容包括心电图、血脂、血糖、肝功能等指标。通过监测这些指标，可以了解患者的病情变化和药物疗效，及时调整治疗方案。

（三）非药物治疗

除了药物治疗外，非药物治疗手段也是冠心病治疗的重要组成部分。这些手段包括介入治疗、手术治疗等。介入治疗如经皮冠状动脉介入治疗（PCI），通过扩张狭窄或闭塞的冠状动脉，恢复心肌的血流灌注。手术治疗如冠状动脉旁路移植术（CABG，又称冠状动脉搭桥术），通过建立新的血管通道，绕过狭窄或闭塞的冠状动脉，为心肌提供充足的血流。非药物治疗手段的选择应根据患者的具体病情和医生的专业判断进行。

1. 介入治疗

介入治疗是一种通过血管通道，利用特定的医疗器械和技术，对病变的冠状动脉进行诊断和治疗的方法。PCI是应用最广泛的介入技术，包括球囊扩张术、支架植入术等。球囊扩张术是通过导管将球囊送至病变的冠状动脉处，对狭窄的血管进行扩张，恢复血管的通畅性。但球囊扩张术后容易发生血管弹性回缩和再狭窄等问题，因此需要配合其他治疗方法。支架植入术是在球囊扩张的基础上，将金属支架植入病变的冠状动脉内，支撑血管壁，防止血管弹性回缩和再狭窄。目前，支架植入术已成为PCI的主要治疗方法之一。

与传统的外科手术相比，介入治疗具有以下显著优点。

①创伤小：介入治疗不需要开胸手术，只需在股动脉或桡动脉处穿刺，建立血管通道，减少了对患者身体的损伤。

②恢复快：介入治疗手术时间相对较短，术后患者恢复迅速，可以更快地回到正常生活和工作中。

③疗效确切：介入治疗能够直接针对病变的冠状动脉进行治疗，有效改善心肌缺血症状，提高患者的生活质量。

④可重复性强：若首次介入治疗未达到预期效果或病变加重，可以再次进行介入治疗。

因此，对于许多冠心病患者来说，介入治疗是一种安全、有效、经济的治疗选择。

（1）术前准备与评估。在进行冠心病介入治疗之前，需要进行充分的术前准备和评估，以确保介入治疗的安全性和有效性。术前准备包括患者心理疏导、药物过敏史询问、肝肾功能检查、血常规和凝血功能检查等。对于存在严重高血压、糖尿病等疾病的患者，还需要进行相应的控制和治疗。术前评估主要是通过心电图、超声心动图、冠状动脉造影等检查手段，对患者的病情进行全面评估。评估内容包括病变血管的位置、程度、范围等，以及患者的心脏功能和整体状况。通过评估结果，制订合理的介入治疗方案。

（2）介入治疗流程。冠心病介入治疗通常在导管室内进行，手术流程如下。

①穿刺血管：在患者股动脉或桡动脉处进行穿刺，建立血管通道。

②导管置入：通过血管通道，将导管和导丝送入心脏冠状动脉。

③冠状动脉造影：注入造影剂进行冠状动脉造影，观察血管病变情况。

④介入治疗：根据造影结果，选择合适的介入治疗方法进行治疗，如球囊扩张术、支架植入术等。

⑤撤出导管：治疗完成后，撤出导管和导丝，对穿刺点进行压迫止血。

（3）术后护理与康复。冠心病介入手术后，患者需要进行一段时间的术后护理和康复锻炼。

①术后护理：包括密切观察患者生命体征、保持穿刺点清洁干燥、预防感染等。对于出现并发症的患者，需要及时进行处理。

②康复锻炼：术后患者需要进行适当的康复锻炼，如步行、慢跑等有氧运动，以增强心肺功能和体力。但运动强度和时间需根据患者自身情况和医生的建议进行调整。

（4）并发症及其处理。冠心病介入手术虽然具有许多优点，但仍存在一定的并发症风险。常见并发症包括血管损伤、出血、血栓形成、再狭窄等。对于出现并发症的患者，需要及时进行处理和干预，以减少对患者的不良影响和损害。

①血管损伤：在穿刺和导管操作过程中，可能会出现血管损伤，如血管撕裂、穿孔等。一旦发现，应立即停止手术，并进行紧急处理，如压迫止血、血管修补等。

②出血：穿刺点出血是介入手术常见的并发症之一。轻微出血可通过压迫止血解决，而对于严重的出血，可能需要使用止血药物或再次进行血管修补手术。

③血栓形成：介入治疗过程中，导管和支架等器械的引入可能激活凝血系统，导致血栓形成。术后需要密切观察患者的凝血指标，并根据需要使用抗凝药物来预防血栓形成。

④再狭窄：尽管支架植入术可以显著改善血管狭窄，但仍有部分患者会出现再狭窄的情况。对于再狭窄的患者，可以考虑再次进行介入治疗或外科手术治疗。

⑤心肌梗死：在介入治疗过程中，如果病变的冠状动脉被完全堵塞或夹层撕裂，可能会导致心肌梗死。这是严重的并发症，需要立即进行紧急处理，如冠状动脉再通术或搭桥手术。

（5）随访与长期管理。冠心病介入治疗后，患者需要进行长期的随访和管理，随访内容包括心电图、超声心动图、血脂、血糖等指标的监测和评估。医生需要根据患者的随访结果和病情变化，及时调整治疗方案和用药剂量。同时，患者也需要积极参与自我管理，保持健康的生活方式，如坚持健康饮食、适度运动、控制烟酒等，以减少冠心病复发和加重的风险。

①随访频率：一般来说，患者在介入治疗后需要进行定期随访，包括术后 1 个月、3 个月、6 个月以及每年的复查。具体的随访频率可以根据患者的病情和医生的建议进行调整。

②随访内容：随访内容包括心电图、超声心动图、冠状动脉造影等检查，以评估患者的血管状况、心功能等。此外，还需要进行血脂、血糖、血压等指标的监测和评估，以及患者的生活方式、用药情况等方面的了解。

③长期管理：冠心病是一种慢性疾病，需要长期的管理和治疗。患者需要在医生指导下坚持健康的生活方式，如低脂、低盐、低糖饮食，适度运动，避免过度劳累等。同时，患者还需要按医嘱用药，包括抗凝药物、抗血小板药物等，以预防血管再狭窄和血栓形成。

④教育和培训：对于冠心病患者来说，了解疾病的知识和自我管理技能非常重要。医生需要对患者进行相关的教育和培训，包括疾病的发病机制、治疗原则、用药知识、生活方式调整等。通过教育和培训，患者可以更好地管理自己的疾病，提高生活质量。

2. 手术治疗

CABG 是最常用的冠心病手术治疗方法。CABG 是一种开胸手术，通过在主动脉和冠状动脉之间建立一条新的血管通道（即旁路），绕过狭窄或闭塞的冠状动脉段，为心肌提供充足的血供。CABG 适用于多支血管病变、复杂病变或 PCI 失败的患者。

（1）术前评估。在进行冠心病手术治疗之前，同样需要进行充分的术前准备和评估，以确保手术的安全性和有效性。术前准备包括肝肾功能检查、血常规和凝血功能检查等，并询问患者的病史与过敏史，对于存在严重高血压、糖尿病等基础疾病的患者，还需要对其进行相应的控制和治疗。此外，应做好患者的心理指导，使其了解手术治疗的必要性、安全性及其可能存在的风险，使其对手术充分知情，并以良好的心理状态接受手术治疗。术前评估主要是通过心电图、超声心动图、冠状动脉造影等检查手段，对患者的病情进行全面评估。评估内容包括病变血管的位置、程度、范围等，以及患者的心脏功能和整体状况。通过评估结果，制订合理的手术方案。

（2）手术流程。冠心病手术一般为开放性手术，需在手术室进行。下面以CABG为例介绍冠心病手术治疗流程。

①麻醉与切口：对患者进行全身麻醉，在胸骨正中切开皮肤和组织，露出心脏和冠状动脉。

②建立旁路：在主动脉和冠状动脉之间或冠状动脉分支之间建立新的血管通道（即旁路），通常采用大隐静脉或胸廓内动脉作为移植血管。

③吻合血管：将移植血管与主动脉和冠状动脉进行吻合，确保血流通畅。

④关闭切口：缝合切口并放置引流管，以便术后观察和引流。

（3）手术风险与并发症。冠心病手术治疗虽然效果显著，但仍存在一定的风险和并发症。

①手术风险：手术过程中可能出现大出血、心脏骤停等严重并发症，危及患者生命。

②血管并发症：术后可能出现血管损伤、血栓形成、再狭窄等并发症；术后可能出现移植血管闭塞、吻合口瘘等并发症。

③心脏并发症：术后可能出现心肌梗死、心律失常等并发症。

④感染与出血：手术过程中和术后均可能出现感染和出血等并发症。

（4）手术效果与预后。冠心病手术治疗的效果和预后取决于多种因素，包括病变程度、手术类型、术者经验等。一般来说，手术能够显著改善冠心病患者的症状和心功能，提高患者生活质量。然而，部分患者术后可能出现再狭窄、心肌梗死等并发症，需要继续接受药物治疗和康复治疗。

（5）术后护理与康复。冠心病手术治疗后，患者需要进行严格的术后护理和康复训练。

①术后监测：密切观察患者生命体征、心电图等指标，及时发现并处理并发症。

②药物治疗：根据患者病情和医生建议，给予抗凝、抗血小板、降压等药物治疗，以预防血栓形成和再狭窄等并发症。

③饮食调整：术后患者应遵循低脂、低盐、低糖饮食原则，避免过度摄入脂肪和胆固醇等。

④康复训练：在医生指导下进行适量的康复训练，如步行、慢跑等有氧运动，以促进心功能恢复和提高生活质量。

⑤生活方式调整：患者应保持健康的生活方式，如戒烟限酒、避免过度劳累等，以降低冠心病复发的风险。

（四）中医药治疗

中医经典方药在治疗心血管疾病方面积累了丰富的经验。根据其心前区突发性疼痛，胸闷、心悸、气短等表现症状，冠心病可归属于中医“胸痹”“心痛”等范畴。根据冠心病不同发展时期不同的病机特点，中医将不同分期的冠心病分为多种类型，并采用相应的方剂进行治疗。

1. 辨证论治

冠心病发作期患者表现为心绞痛、胸闷、气短、乏力，甚至可发生休克，应根据情况予以心电监护、吸氧、开放静脉通道等急诊处理。在发作期的院前阶段，应用速效救心丸、复方丹参滴丸等中成药有助于缓解患者的症状，提高院前急救质量。

冠心病缓解期可根据中医证型予以相应的方剂进行治疗。

（1）气滞血瘀

证候：胸痛胸闷，心悸，胸胁胀满；舌紫暗，脉涩。

治法：活血化瘀，行气通络。

代表方剂：①血府逐瘀汤：桃仁、红花、赤芍、川芎等。有活血化瘀、行气止痛的功效，主治胸中血瘀证、胸痛、头痛日久等。②冠心Ⅱ号方：丹参、赤芍、川芎、红花、降香。有活血化瘀、通经止痛的功效，主治血瘀型心绞痛、冠心病等。

（2）气虚血瘀

证候：胸痛胸闷，心悸，气短乏力，面色紫暗；舌淡紫，脉涩、弱。

治法：益气活血，补虚止痛。

代表方剂：补阳还五汤：黄芪、赤芍、川芎、当归、地龙、桃仁、红花。有益气活血的功效，主治气虚血瘀之冠心病心绞痛。

（3）心血瘀阻

证候：胸部绞痛、刺痛，痛引肩背，心悸；唇舌紫暗，脉细、涩。

治法：活血祛瘀，养心止痛。

代表方剂：血府逐瘀汤：柴胡、川芎、桃仁、红花、桔梗、赤芍、生地黄、当归等。有活血化瘀、行气止痛的功效，主治胸中血瘀之冠心病心绞痛。

（4）痰浊痹阻

证候：胸部滞闷，胸痛，气短喘促；苔腻或滑，脉滑。

治法：活血通络，化痰除痹。

代表方剂：温胆汤：半夏、竹茹、枳实、陈皮、甘草等。有理气化痰、和胃利胆的功效，主治胆郁痰扰证、胆怯易惊、头眩心悸、心烦不眠等。

（5）寒凝心脉

证候：胸痛彻背，遇寒痛甚，气短，畏寒，四肢冰冷，面色苍白；舌苔白，脉沉迟或紧。

治法：温里通阳，散寒祛瘀。

代表方剂：四逆汤：淡附片、干姜、炙甘草。有温中散寒、回阳救逆的功效，主治阳气虚衰、阴寒内盛所致厥逆。

（6）阳气虚衰

证候：胸闷气短，心悸汗出，畏寒肢冷，面色苍白，唇甲淡白或青紫；舌淡白或紫暗，脉沉细。

治法：温补心肾，扶阳化瘀。

代表方剂：参附汤：制附子、人参。有益气回阳固脱的功效，主治阳气暴脱之冠心病，四肢厥逆，冷汗淋漓，呼吸微弱，脉微欲绝。

2. 中医非药物疗法

随着现代医学的发展，虽然西医治疗冠心病取得了显著成效，但中医非药物疗法作为辅助治疗手段，其独特的理论和效果也逐渐受到人们的关注。中医非药物疗法在冠心病治疗中具有一定优势。常用的中医非药物疗法包括针灸、推拿、拔罐、中药熏洗等。这些疗法通过调节气血、疏通经络、调和脏腑等机制，改善心肌缺血、缓解心绞痛等症状。同时，中医非药物疗法还可以调节患者的心理状态，提高生活质量。

（1）针灸治疗。针灸治疗是中医传统治疗方法之一，通过刺激人体特定穴位达到调节气血、疏通经络、平衡阴阳的目的。在冠心病的治疗中，针灸治疗主要通过以下几个方面发挥作用。

①舒筋活络：通过刺激冠状动脉相关穴位，如心俞、厥阴俞等，舒缓血管痉挛，改善冠状动脉血供。

②调节神经：针灸能够刺激神经系统，调节植物神经（即自主神经）的平衡，减少交感神经的兴奋，降低心率和血压，减轻心脏负担。

③缓解疼痛：冠心病患者常伴有心绞痛症状，针灸可以通过刺激疼痛相关穴位，如内关、神门等，缓解疼痛症状。

（2）按摩疗法。按摩疗法是通过手法作用于人体表面的经络穴位，以调节脏腑功能、疏通经络、调和气血的治疗方法。在冠心病的治疗中，按摩疗法主要通过以下几个方面发挥作用。

①促进血液循环：通过按摩胸部、上肢等部位，促进血液循环，改善冠状动脉的供血情况。

②缓解紧张情绪：冠心病患者常伴有紧张、焦虑等情绪，按摩可以通过舒缓肌肉紧张，放松身心，缓解负面情绪。

③增强体质：按摩还可以刺激穴位，提高身体免疫力，增强体质，有助于预防冠心病的发生和复发。

（3）艾灸治疗。艾灸治疗是将艾条点燃后，利用艾条燃烧产生的热量和烟雾，对人体穴位进行热刺激的治疗方法。在冠心病的治疗中，艾灸治疗主要通过以下几个方面发挥作用。

①温通经络：艾灸能够温通经络，促进气血流通，改善冠状动脉的供血情况。

②温补阳气：冠心病患者多存在阳气不足的情况，艾灸可以通过温补阳气，增强心脏功能。

③驱寒除湿：艾灸还可以驱寒除湿，缓解冠心病患者因寒湿引起的胸闷、气短等症状。

（4）穴位敷贴。穴位敷贴是将药物敷贴于人体特定穴位上，通过药物和穴位的双重作用，达到治疗疾病的目的。在冠心病的治疗中，穴位敷贴可以通过以下几个方面发挥作用。

①直接作用：敷贴药物中的有效成分可以直接作用于穴位，发挥药效，改善冠状动脉供血情况。

②间接作用：穴位敷贴还可以刺激穴位，调节脏腑功能，增强身体免疫力，从而辅助治疗冠心病。

（5）中医康复锻炼。中医康复锻炼是结合中医理论和现代医学康复理论，通过特定的运动方式，达到恢复和增强身体功能的目的。在冠心病的治疗中，中医康复锻炼可以通过以下几个方面发挥作用。

①改善心血管功能：通过有氧运动、呼吸训练等方式，改善心血管功能，增强心肌收缩力和血管弹性。

②增强体质：中医康复锻炼可以提高身体免疫力，增强体质，有助于预防冠心病的发生和复发。

③缓解心理压力：冠心病患者常伴有心理压力和焦虑等情绪，中医康复锻炼可以通过舒缓肌肉紧张、放松身心等方式，缓解负面情绪。

针灸治疗、按摩疗法、艾灸治疗、穴位敷贴、中医康复锻炼以及生活调养等多种手段的综合应用，可以有效地改善冠心病患者的症状和体征，提高其生活质量。然而，中医非药物疗法并不能完全替代西医治疗，而应作为辅助治疗手段与西医治疗相结合，共同提高冠心病的治疗效果。同时，患者在接受中医治疗时，也应注意选择正规的医疗机构和专业的医生进行治疗。

四、冠心病的康复

生活方式调整是冠心病治疗的重要辅助措施。患者需要戒烟限酒，避免过度劳累和情绪激动，保持良好的作息习惯。同时，需要控制饮食，减少高脂肪、高胆固醇、高盐食物的摄入，增加蔬菜、水果、全谷类等健康食物的摄入。

1. 饮食调整

饮食调整是冠心病生活方式调整的首要内容。患者应遵循低脂、低胆固醇、低盐、高膳食纤维的饮食原则，合理搭配营养，降低心血管疾病的风险。

（1）控制脂肪摄入：减少饱和脂肪和反式脂肪的摄入，选择富含不饱和脂肪的食物，如橄榄油、鱼油等。

（2）限制胆固醇摄入：限制食用高胆固醇的食物，如动物内脏、蛋黄等。

（3）减少盐分摄入：通过减少烹饪中的盐分、避免高盐食品等方式降低盐分摄入。

（4）增加膳食纤维：多吃富含膳食纤维的食物，如蔬菜、水果、全谷类等，有助于降低胆固醇水平。

2. 适量运动

患者应根据自身情况选择合适的运动方式，如散步、慢跑、游泳、骑自行车等有氧运动。

（1）运动强度：选择适合自己的运动强度，避免过度劳累。

（2）运动时间：每周至少进行 150 分钟的中等强度有氧运动，或每周进行 75 分钟的高强度有氧运动。

（3）运动频率：尽量每天或隔天进行运动，保持运动习惯。

3. 戒烟限酒

吸烟和过量饮酒是冠心病的重要危险因素。患者应积极戒烟，并限制酒精摄入。

（1）戒烟：吸烟会导致血压升高、心率加快、血脂异常等，增加冠心病的风险。患者应坚定戒烟决心，必要时可寻求专业戒烟指导。

（2）限酒：过量饮酒会导致血压升高、心脏扩大等，加重冠心病病情。患者应限制酒精摄入，尽量不要饮酒。

4. 心理调适

冠心病患者常伴随着焦虑、抑郁等负面情绪，影响生活质量。

（1）积极应对：面对疾病和生活中的挑战，患者应保持积极应对的态度，寻求家人和社会的支持。

（2）学会放松：通过深呼吸、冥想、瑜伽等方式帮助自己放松身心，减轻压力。

（3）心理咨询：如有需要，可寻求心理咨询师的帮助，进行专业心理治疗。

5. 体重管理

肥胖是冠心病的重要危险因素之一。因此，冠心病患者应积极控制体重，减轻心脏负担。

（1）合理饮食：通过调整饮食结构，减少高热量食物的摄入，控制摄入的总热量。

（2）增加运动：增加运动量，提高身体代谢率，促进脂肪燃烧。

（3）监测体重：定期监测体重变化，及时发现问题并采取措施。

6. 睡眠改善

良好的睡眠对于冠心病患者的康复至关重要。睡眠不足或睡眠质量差会导致血压升高、心率加快等，增加心血管疾病的风险。

（1）建立规律的睡眠习惯：每天尽量在同一时间入睡和起床，保持规律的睡眠习惯。

（2）营造舒适的睡眠环境：保持卧室安静、舒适、温暖，避免噪声和光线干扰。

（3）睡前放松：通过泡脚、听轻音乐等方式帮助自己放松身心，进入睡眠状态。

7. 遵医嘱服药

冠心病患者应遵医嘱按时服药，不可自行停药或更改药物剂量。如有不适或疑虑，应及时与医生沟通。

（1）了解药物作用：了解所服用药物的作用、不良反应及注意事项等信息。

（2）规律服药：按照医生的指导按时服药，避免漏服或过量服药。

（3）定期复诊：定期到医院复诊，根据病情调整药物剂量或治疗方案。

8. 定期体检

（1）定期测量血压，检测血糖和血脂等指标，了解自身健康状况和病情变化。

（2）进行心电图和心脏彩超检查，评估心脏功能和结构是否存在异常。

（3）如有需要，可进行冠状动脉造影等检查，以明确病情和制订治疗方案。

第三节 高血压的管理和康复

高血压作为一种常见的慢性疾病，已经成为全球性的公共卫生问题。随着现代社会生活节奏的加快和人们生活方式的改变，高血压的发病率逐年上升，给患者的健康带来了极大威胁。因此，对高血压的管理和康复需要进行深入研究，以提高患者的生活质量和健康水平。

一、高血压的基础知识

（一）高血压的定义与分类

高血压是指血液在血管中流动时，对血管壁产生的压力持续高于正常的压力。根据世界卫生组织的定义，当成人在安静状态下，收缩压（高压）≥ 140 mmHg 和 / 或舒张压（低压）≥ 90 mmHg，即被诊断为高血压。

高血压可分为原发性高血压和继发性高血压两种类型，其中原发性高血压占绝大多数。

（1）原发性高血压：又称高血压病，约占高血压的 95% 以上，其发病机制复杂，涉及遗传、环境、生活习惯等多种因素。

（2）继发性高血压：由其他疾病或药物引起的血压升高，约占高血压的5%。常见的病因包括肾性高血压、内分泌性高血压、血管性高血压等。

（二）高血压的流行病学特征

高血压发病率随年龄的增长而上升。在发达国家，高血压的患病率普遍较高，而在发展中国家，随着人们生活水平的提高和生活方式的改变，高血压的患病率也在逐年上升。高血压的流行病学特征主要包括以下几点。

（1）年龄：高血压的发病率随年龄增长而升高，中老年人是高血压高发群体。

（2）性别：男性高血压的患病率通常高于女性，但在更年期后，女性的患病率逐渐上升。

（3）遗传：高血压具有明显的家族聚集性，遗传因素在高血压的发病中起着重要作用。

（4）生活方式：不良的生活方式，如高盐饮食、缺乏运动、超重或肥胖、过量饮酒等，均是高血压的重要危险因素。

（三）高血压的发病机制

高血压的发病机制复杂，涉及多种因素和机制。

（1）神经－体液机制：交感神经系统的过度激活和肾素－血管紧张素－醛固酮系统的异常亢进是高血压发病的重要机制。

（2）血管内皮功能障碍：血管内皮细胞释放的多种生物活性物质参与血压的调节，内皮功能障碍可导致血管收缩和血压升高。

（3）遗传因素：高血压具有明显的遗传倾向，多个基因和基因多态性与高血压的发病有关。

（4）环境因素：环境因素，如饮食、运动、压力等，可影响血压的调节，诱导高血压的发病。

（四）高血压的临床表现

高血压的临床表现因人而异，轻度高血压可能无明显症状，仅在体检时发现血压升高。随着病情的进展，患者可能出现以下症状。

（1）头痛：高血压可导致头痛，尤其是后枕部或两侧太阳穴有胀痛感。

（2）头晕：高血压可引起头晕、头胀、耳鸣等症状。

（3）心悸：高血压可导致心脏负荷加重，引起心悸、心慌等症状。

（4）视物模糊：高血压可影响眼底血管，导致视力下降、眼底出血等症状。

（5）其他：高血压还可引起胸闷、气促、夜尿增多等症状。

二、高血压的诊断与评估

（一）诊断

高血压的诊断主要依据血压测量结果。对于疑似高血压的患者，应进行多次血压测量，并在不同时间段进行监测，以排除偶然因素引起的血压波动。同时，还需要结合患者的临床症状、体征及实验室检查结果进行综合分析，以明确诊断。

1. 血压测量

血压测量是高血压诊断的基础，通常采用间接法测量肱动脉血压。血压测量时，患者需静坐休息 5 分钟以上，保持心情平静。使用经核准的血压计，选择大小适当的袖带，确保袖带中心位于肘窝上 2 ~ 3 cm 处。测量时应重复测量 2 ~ 3 次，每次间隔 1 ~ 2 分钟，取平均值作为血压值。在诊断高血压时，应注意排除白大衣高血压、隐匿性高血压等特殊情况。

2. 诊断流程

高血压的诊断流程通常包括以下几个步骤。

（1）收集病史：详细询问患者的既往病史、家族史、用药史等，以了解高血压的可能原因和类型。

（2）体格检查：进行全面的体格检查，关注患者的心率、心律、心脏杂音、肺部啰音等体征，以了解高血压是否伴有心脏病变。

（3）血压测量：按照标准方法进行血压测量，记录血压值并计算平均值。

（4）辅助检查：根据病情需要，进行心电图、超声心动图、肾功能检查等辅助检查，以评估高血压对靶器官的影响和潜在的并发症。

（5）综合判断：结合病史、体格检查和辅助检查结果，综合评估患者的病情和心脑血管疾病风险。

（6）诊断结论：根据评估结果，得出高血压的诊断结论，并制订治疗方案和预防措施。

（二）评估方法

高血压的评估包括对患者病情的严重程度、合并症情况、靶器官损害程度等方面进行全面评估。通过评估，可以了解患者的病情和预后，为制订个体化治疗方案提供依据。

（1）风险评估：使用相关的风险评估工具或模型，评估患者心脑血管疾病的风险。这有助于了解患者未来的心血管事件发生概率，从而制订更加个性化的治疗方案。

（2）靶器官评估：通过相关检查，评估高血压对心、脑、肾等靶器官的影响。例如，通过心电图和超声心动图评估心脏结构和功能；通过头颅 CT 或 MRI 评估脑部血管病变；通过肾功能检查和肾脏超声评估肾脏损害程度等。

三、高血压的药物治疗

常用的降压药物包括利尿剂、钙通道阻滞剂、血管紧张素转化酶抑制剂（ACEI）、血管紧张素Ⅱ受体阻滞剂（ARB）等。在选择降压药物时，应根据患者的具体情况、病情严重程度、合并症情况以及靶器官损害程度等因素进行综合考虑，选择适合患者的药物。同时，还需要注意药物的不良反应，及时调整药物剂量或更换药物。

（一）药物分类

高血压的降压药物种类繁多，根据其作用机制和降压效果的不同，可分为以下几类。

1. ACEI

如卡托普利、依那普利等。ACEI可通过抑制血管紧张素转化酶活性，阻断血管紧张素转化酶将血管紧张素Ⅰ转化为血管紧张素Ⅱ，降低血压。此类药物适用于各种类型的高血压，尤其适用于伴有糖尿病、左心室肥厚、心肌梗死后的患者。

2. ARB

如氯沙坦、缬沙坦等。相比于ACEI，ARB可直接拮抗血管紧张素Ⅱ受体，抑制其收缩血管的作用，降低血压。此类药物适用于高血压合并左心室肥厚、心力衰竭、糖尿病肾病等患者。由于ARB对血管紧张素Ⅱ受体的作用更直接，故其不良反应较ACEI更少。

3. 钙通道阻滞剂

如氨氯地平、硝苯地平等。钙通道阻滞剂通过阻断钙离子进入细胞内，降低细胞内钙离子浓度，扩张血管，降低血压。此类药物适用于老年高血压、单纯收缩期高血压等患者。钙通道阻断剂有长效及短效之分，治疗高血压一般用长效钙通道阻滞剂，而短效钙通道阻滞剂不用于治疗高血压。

4. 利尿剂

如氢氯噻嗪、吲达帕胺等。利尿剂通过抑制肾小管对钠和水的重吸收，减少血容量，降低血压。此类药物适用于轻中度高血压、老年高血压、心力衰竭等患者。此类药物能够促进肾脏排水排钠，可作为治疗高血压的首选药物，特别适用于老年人、肥胖症患者及合并心功能不全或肾功能不全的患者。噻嗪类利尿剂可促进钾从尿中排出，因此临床常配合钾补充剂或应用于保钾利尿剂（如螺内酯）。

5. β 受体阻滞剂

如美托洛尔、比索洛尔等。此类药物通过阻断 β 受体，降低心肌收缩力和心率，减少心排出量，降低血压。此类药物适用于高血压合并心绞痛、心律失常等患者，但合并哮喘或周围血管病的患者则应禁用或慎用；同时此类药物还会影响糖脂代谢，可增加糖尿病发病风险。

（二）药物选择原则

（1）个体化原则：根据患者的年龄、性别、病情、合并症等因素，选择适合的降压药物。

（2）优先使用长效药物：长效降压药具有降压平稳、作用持久等优点，可减少血压波动，降低心脑血管事件的发生风险。

（3）联合用药：当单一药物治疗效果不佳时，可采用联合用药的方式，提高降压效果，降低不良反应发生率。

（4）注意药物相互作用：在使用降压药物时，应注意与其他药物的相互作用，避免药物间的相互干扰和不良反应。

（三）药物治疗流程

（1）诊断与评估：对高血压患者进行全面的诊断与评估，包括病史询问、体格检查、血压测量和必要的辅助检查，以明确高血压的类型和严重程度。

（2）选择药物：根据患者的具体情况，选择适合患者的降压药物。优先选择长效降压药，并根据患者的血压水平和靶器官损害情况，采用单药或联合用药的方式。

（3）调整剂量：在治疗初期，应从小剂量开始，逐渐增加剂量，直至达到目标血压水平。在调整剂量时，应关注患者的血压变化和不良反应情况，及时调整药物剂量。

（4）维持治疗：当血压达到目标水平后，应继续维持治疗，保持血压的稳定。同时，应定期监测患者的血压变化和靶器官损害情况，根据病情及时调整治疗方案。

（四）药物常见不良反应与处理

在使用降压药物时，患者可能出现一些常见的不良反应，如头痛、眩晕、乏力、咳嗽等。这些不良反应一般较轻微，可通过调整药物剂量或改用其他降压药物来缓解。然而，有些不良反应可能较严重，如低血压、肾功能不全等，需要紧急处理。在处理这些不良反应时，应根据患者的具体情况，采取相应措施，如减少药物剂量、停药或更换其他降压药物等。

四、高血压的非药物治疗

通过改善生活方式，如限制钠盐摄入、增加钾盐摄入、控制体重、戒烟限酒、增加运动等，可以有效降低血压水平，减少降压药物的用量。此外，心理干预、健康教育等非药物治疗手段对于高血压的管理也具有重要作用。

中医非药物疗法在高血压的治疗及康复中具有重要意义。临床常用的中医非药物疗法包括针刺、推拿、艾灸、穴位贴敷、砭石砭术、耳穴压豆等，能够通过穴位刺激、药物渗透等方式发挥降压作用。此外，太极、八段锦、五禽戏等中医传统功法也能够通过运动改善高血压患者的血液运行、糖代谢、脂代谢，以及心理状况，从而减轻或控制患者的病情。

五、高血压的并发症管理

高血压的并发症包括心脑血管疾病、肾脏疾病、眼底病变等。高血压患者应定期进行相关检查，及时发现并处理并发症。在并发症的管理中，需要综合考虑患者的病情、靶器官损害程度以及降压药物的不良反应等因素，制订个体化的治疗方案。

六、高血压的康复

高血压的康复应根据患者的病情、生活方式以及个人需求等因素制订个体化的康复方案。康复计划的内容包括饮食管理、控制体重、运动锻炼、心理调适等多个方面。通过康复计划的实施，可以帮助患者控制血压水平，改善生活方式，提高生活质量。

（一）饮食管理

患者应遵循低盐、低脂、高膳食纤维的饮食原则，减少钠盐摄入，增加钾盐摄入。同时，还应避免摄入过多的糖分和饱和脂肪酸，增加膳食纤维的摄入。在饮食管理中，患者可以根据自身情况制订个性化的饮食计划，并在医生或营养师的指导下进行调整。

（二）控制体重

肥胖是高血压的重要危险因素之一。因此，控制体重对于高血压患者康复至关重要。通过合理饮食和适当运动，控制体重在理想范围内，有助于降低血压、预防并发症，并改善患者生活质量。

（三）运动锻炼

适当的运动可以降低血压水平，改善心血管功能，增强身体免疫力。患者应选择适合自己的运动方式，如散步、慢跑、游泳等有氧运动，并根据自身情况制订个性化的运动计划。在运动锻炼中，需要注意运动强度和时间的控制，避免过度运动引起的不适和损伤。

（四）心理调适

高血压患者常伴有焦虑、抑郁等心理问题，这些心理问题会影响患者的康复效果和生活质量。因此，患者需要进行心理调适，如通过心理咨询、心理治疗等方式缓解心理压力，树立战胜疾病的信心。

（五）戒烟限酒

吸烟和过量饮酒都是高血压的危险因素。因此，高血压患者应戒烟限酒，以降低血压和心血管疾病的风险。

（六）保持良好的睡眠

保持充足的睡眠时间，提高睡眠质量，有助于降低血压和改善心血管功能。

七、高血压的社区与家庭支持

高血压发病率高，已成为重要的公共卫生问题，良好的社会与家庭支持对高血压患者控制病情，以及未患病的高血压高风险人群预防发病具有重要意义。社区可以通过开展健康教育、组织健康讲座等活动提高居民对高血压的认识和重视程度；家庭可以为患者提供必要的关心和支持，帮助患者建立健康的生活方式，增强其康复信心。

（一）社区支持网络建设

1. 宣传与教育

社区是高血压防治的重要阵地。在社区内，通过悬挂横幅、张贴海报、举办讲座等形式，普及高血压相关知识，能够提高居民对高血压的认知水平和重视程度。同时，开展高血压筛查和义诊活动，让居民了解自己的血压状况，及时发现潜在的高血压患者，有助于提高高血压早期控制率。

2. 建立高血压健康档案

为社区内的高血压患者建立健康档案，详细记录患者的个人信息、病情、用药情况、随访记录等。通过健康档案，医护人员可以全面掌握患者的病情动态，为患者提供更加精准的治疗和管理建议。

3. 组建高血压自我管理小组

鼓励高血压患者自发组建自我管理小组，通过小组活动分享降压经验、交流用药心得、互相监督降压效果等。自我管理小组的建立有助于增强患者的自我管理能力和治疗信心，提高患者的降压达标率。

4. 开展健康促进活动

组织各类健康促进活动，如健康知识竞赛、运动比赛、健康饮食讲座等，鼓励居民积极参与。通过健康促进活动，提高居民的健康素养和生活质量，有助于降低高血压发病率和并发症风险。

（二）家庭支持措施

1. 家庭健康教育

对高血压患者的家庭成员进行健康教育，让他们了解高血压的危害、防治原则及家庭护理等知识。家庭健康教育能够提高高血压患者家庭成员的参与度和支持度，为患者的康复提供支持。

2. 监督用药

家庭成员应监督患者按时按量服药，确保患者遵医嘱服药。同时，家庭成员还应了解药物的不良反应和注意事项，及时发现并处理药物引起的不良反应。

3. 合理饮食

家庭成员应协助患者制订并执行低盐、低脂、高膳食纤维的饮食计划，鼓励患者多吃新鲜蔬果，减少高盐、高脂肪食物的摄入。合理的饮食有助于控制血压和改善患者的生活质量。

4. 适量运动

家庭成员应鼓励患者参加适量的运动，如散步、慢跑、打太极拳等。运动有助于降低血压、减轻体重、提高心血管功能等。家庭成员可以陪伴患者一起运动，增加运动的趣味性和安全性。

5. 心理支持

高血压患者在治疗过程中可能会面临焦虑、抑郁等负面情绪。家庭成员应给予患者充分的心理支持，帮助患者调整心态，积极面对疾病。同时，家庭成员还可以学习一些心理调适技巧，如深呼吸、放松训练等，帮助患者缓解压力。

第四节 心力衰竭的综合治疗策略

心力衰竭（Heart Failure，HF）是一种复杂的临床综合征，表现为心脏泵血功能降低，无法满足身体对血液和氧气的需求。随着人口老龄化和心血管疾病的增加，心力衰竭的患病率逐年上升，给患者的生命安全带来了严重威胁，也极大地影响了患者的生活质量。

一、心力衰竭的药物治疗

心力衰竭的药物治疗旨在改善患者的症状、提高患者的生活质量、减少住院率以及降低死亡率。心力衰竭的药物种类繁多，涉及多种作用机制，通常需要联合使用。

（一）利尿剂

1. 作用机制与种类

利尿剂通过促进钠和水的排泄来减少体液潴留，降低心脏的前负荷和后负荷，减轻心力衰竭的症状。根据作用部位的不同，利尿剂可分为以下几类。

（1）袢利尿剂：如呋塞米，主要作用于髓袢升支粗段。

（2）噻嗪类利尿剂：如氢氯噻嗪，主要作用于远曲小管。

（3）保钾利尿剂：如螺内酯，主要作用于集合管和远曲小管末端。

2. 临床应用

利尿剂常用于急性和慢性心力衰竭患者，特别是有明显水肿和体液潴留的患者。袢利尿剂因其强效和快速起效，常用于治疗急性心力衰竭和严重水肿患者；而噻嗪类利尿剂适用于轻中度水肿；保钾利尿剂常与其他利尿剂联合使用，以防止低钾血症。

（二）血管紧张素转化酶抑制剂（ACEI）与血管紧张素Ⅱ受体阻滞剂（ARB）

1. 作用机制

ACEI 通过抑制血管紧张素转化酶，减少血管紧张素Ⅱ的生成，从而扩张血管，降低血压，减轻心脏的前负荷和后负荷。同时，ACEI 还可以减少醛固酮的分泌，降低水钠潴留。ARB 则通过直接阻断血管紧张素Ⅱ受体，起到类似的作用。

2. 临床应用

ACEI 是慢性心力衰竭患者的基础治疗药物，适用于所有无禁忌证的射血分数降低的心力衰竭患者。常用 ACEI 包括依那普利、赖诺普利等。对于无法耐受 ACEI 的患者，可以使用 ARB，如缬沙坦、氯沙坦等。

（三）β 受体阻滞剂

1. 作用机制

β 受体阻滞剂通过阻断心脏和血管上的 β 受体，减缓心率，减少心肌耗氧量，降低血压，减轻心脏负荷，改善心脏功能。常用的 β 受体阻滞剂有美托洛尔、比索洛尔和卡维地洛等。

2. 临床应用

β 受体阻滞剂适用于所有射血分数降低的慢性心力衰竭患者，通常在患者病情稳定后逐步加量，以缓解心力衰竭症状，改善预后。然而，急性心力衰竭或病情不稳定的患者不宜使用此类药物。

（四）醛固酮拮抗剂

1. 作用机制

醛固酮拮抗剂通过竞争性抑制醛固酮受体，减少水钠潴留，降低心脏的前负荷，同时保留钾离子，防止低钾血症。常用的醛固酮拮抗剂有螺内酯和依普利酮。

2. 临床应用

醛固酮拮抗剂适用于射血分数降低的心力衰竭患者，尤其是那些已经接受ACEI和β受体阻滞剂治疗，但症状仍未得到充分控制的患者。其联合应用可以进一步改善患者的预后。

（五）正性肌力药物

1. 作用机制

正性肌力药物通过增强心肌收缩力，提高心脏的泵血能力，常用于急性心力衰竭或慢性心力衰竭的急性加重期。常见正性肌力药物有多巴酚丁胺和磷酸二酯酶抑制剂米力农等。

2. 临床应用

正性肌力药物主要用于急性心力衰竭患者，特别是伴有低心排血量综合征患者。在慢性心力衰竭中，不推荐长期使用正性肌力药物，因为其可能增加患者的死亡风险。

（六）其他药物

1. 伊伐布雷定

伊伐布雷定通过选择性抑制窦房结If离子通道，减缓心率，从而减少心肌耗氧量，改善心力衰竭症状。此药适用于心率仍然较高（>70次/分）的心力衰竭患者，特别是那些无法耐受或禁忌使用β受体阻滞剂的患者。

2. 抗凝药物

对于伴有心房颤动（即房颤）或有血栓栓塞风险的心力衰竭患者，应考虑使用抗凝药物，如华法林或新型口服抗凝药物（如达比加群酯、利伐沙班等），以预防血栓栓塞事件。

3. 抗血小板药物

对于伴有冠心病的心力衰竭患者，抗血小板药物（如阿司匹林）可能有助于减少心血管事件的发生。

（七）药物治疗的综合管理

1. 个体化治疗

心力衰竭的药物治疗需要根据患者的具体情况进行个体化调整。不同患者对药物的反应、耐受性以及合并症不同，因此，药物的选择和剂量需要个体化制订。

2. 药物组合

心力衰竭的治疗通常需要多种药物联合使用，以最大限度地改善症状和预后。例如，ACEI 或 ARB 与 β 受体阻滞剂联合使用，可以相互补充，增强治疗效果；醛固酮拮抗剂与其他药物联合使用，可以进一步降低心力衰竭患者的住院率和死亡率。

3. 定期监测和随访

在药物治疗过程中，定期监测患者的病情和药物不良反应非常重要。定期随访包括评估患者的症状、体征、心功能、肾功能、电解质水平等，以便及时调整治疗方案，确保治疗效果和安全性。

（八）药物治疗的不良反应及新药开发

1. 药物不良反应

尽管药物治疗可以显著改善心力衰竭患者的症状和预后，但药物不良反应是临床实践中的一个重要挑战。例如，利尿剂可能导致电解质紊乱和肾功能恶化；ACEI 和 ARB 可能引起低血压、高钾血症和肾功能不全；β 受体阻滞剂可能导致心动过缓和低血压等。因此，在药物使用过程中需要密切监测用药情况，及时处理不良反应。

2. 药物耐药性

长期使用某些药物可能产生耐药性，影响治疗效果。例如，长期使用利尿剂可能导致利尿效果下降，出现耐药性。对于这种情况，临床上需要采取调整剂量、联合使用不同类型利尿剂等措施，以维持治疗效果。

3. 新型药物的开发

随着医学研究的不断进展，新的药物和治疗策略不断涌现。例如，心钠素受体拮抗剂、钠－葡萄糖协同转运蛋白 2（SGLT-2）抑制剂等新型药物在心力衰竭治疗中的应用前景广阔。未来，更多新型药物的开发和应用将进一步改善心力衰竭的治疗效果。

二、心力衰竭的非药物治疗

心力衰竭的非药物治疗旨在改善患者的生活质量、减少症状、延缓疾病进展和降低住院率。非药物治疗包括改变生活方式、设备治疗、手术治疗、心理支持和患者教育、康复训练等方面。

（一）改变生活方式

1. 饮食管理

（1）限制钠摄入：高钠饮食会导致体液潴留，加重心力衰竭症状。建议每日钠摄入量应限制在 2000 mg 以下。

（2）控制液体摄入：尤其是对于有明显体液潴留的患者，每日液体摄入量应限制在 1500 ～ 2000 mL。

（3）均衡饮食：饮食应富含蔬菜、水果、全谷物、瘦肉和鱼类，减少饱和脂肪和反式脂肪的摄入。

（4）体重管理：保持健康体重，避免肥胖。对于超重或肥胖的心力衰竭患者，适度减重有助于减轻心脏负担。

2. 适度运动

适度的有氧运动可以改善心力衰竭患者的心肺功能、增强体力和提高生活质量。常见的运动形式包括步行、游泳、骑自行车等。运动应在医生的指导下进行，逐渐增加运动强度和时间。需要注意的是，应避免剧烈运动和过度疲劳，以防加重心力衰竭症状。

3. 戒烟限酒

吸烟会加重心力衰竭。因此，心力衰竭患者应戒烟。此外，过量饮酒也会对心脏产生不利影响，应尽量避免或限制酒精摄入。

4. 压力管理

长期的心理压力会对心力衰竭患者的病情产生不利影响。建议患者采用放松技术，如冥想、深呼吸、瑜伽练习等，来缓解压力。此外，保持良好的睡眠习惯，对改善心力衰竭患者的总体健康状况也有重要作用。

（二）设备治疗

1. 起搏器和心脏再同步治疗（CRT）

对于伴有心脏传导阻滞的心力衰竭患者，起搏器可以帮助纠正心律失常，改善心脏功能。而 CRT 是一种专门针对心力衰竭的治疗技术，通过同步双心室的收缩，提高心脏泵血效率，减轻症状，改善预后。

2. 植入型心律转复除颤器（ICD）

ICD 是一种用于预防猝死的设备，适用于有心脏骤停或恶性心律失常高风险的心力衰竭患者。ICD 可以监测心脏的电活动，并在检测到威胁生命的心律失常时，自动发出电击以恢复正常心律。

3. 机械循环支持设备

对于重度心力衰竭患者，机械循环支持设备如左心室辅助装置（LVAD）可以在心功能严重受损时，帮助维持有效的血液循环。这类设备通常用于等待心脏移植的过渡期，但在某些情况下，也可作为长期治疗方案。

（三）手术治疗

心力衰竭的手术治疗在某些情况下是必不可少的，尤其是当药物和非药物治疗无法有效控制病情时。手术治疗的目标是通过修复或替代受损的心脏结构来改善心功能，减轻症状，提高患者的生活质量和生存率。

1. CABG

（1）手术简介：CABG 是一种通过使用患者自身的血管（如大隐静脉或胸廓内动脉）绕过阻塞的冠状动脉，从而恢复心肌血供的手术。CABG 通常适用于严重冠状动脉疾病导致的心力衰竭患者，特别是那些药物治疗效果不佳的患者。

（2）手术过程：CABG 手术通常在全身麻醉下进行。外科医生首先从患者腿部或胸部取出一段健康的血管，然后在其心脏上做一个切口，将健康的血管一端连接到主动脉，另一端连接到阻塞的冠状动脉下游，以绕过阻塞部分，恢复血流。

（3）临床效果：CABG 可以显著改善心肌供血，减轻心绞痛症状，改善患者的心脏功能和生活质量。研究表明，CABG 在某些高风险心力衰竭患者中可以降低住院率和死亡率，减少心力衰竭的症状发作。然而，CABG 的手术风险包括感染、出血、心律失常和心脏骤停等，因此术前评估和术后监测非常重要。

2. 心脏瓣膜修复或置换术

（1）手术简介：心脏瓣膜修复或置换术旨在恢复受损瓣膜的正常功能，改善心脏的泵血能力。常见的瓣膜手术包括二尖瓣、主动脉瓣、三尖瓣和肺动脉瓣的修复或置换。

（2）手术过程：心脏瓣膜修复手术通常通过缝合、切除或重塑受损的瓣膜组织来恢复瓣膜功能。常用的修复技术包括二尖瓣成形术、环形缝线和人工瓣膜环植入等。

当瓣膜修复不可行时，心脏瓣膜置换手术通过移除受损瓣膜并植入机械瓣膜或生物瓣膜来替代。机械瓣膜具有持久性，但需要长期抗凝治疗；生物瓣膜则有较低的抗凝要求，但使用寿命较短。

（3）临床效果：心脏瓣膜修复或置换术可以显著改善心力衰竭患者的症

状，提高心功能和生活质量。心脏瓣膜修复或置换术的手术风险包括出血、感染、瓣膜功能障碍和血栓栓塞等，但总体上术后预后良好，尤其是对于病情较重且其他治疗效果不佳的患者。

3. LVAD 植入术

（1）手术简介：LVAD 是一种机械泵，用于帮助左心室泵血。LVAD 通常用于重度心力衰竭患者，特别是那些等待心脏移植或不适合移植的患者。

（2）手术过程：LVAD 植入术通常在全身麻醉下进行。外科医生在患者胸部做一个切口，将 LVAD 的入口管连接到左心室，出口管连接到主动脉。LVAD 通过一个控制器和电池组提供动力，帮助心脏泵血。

（3）临床效果：LVAD 可以显著改善重度心力衰竭患者的心功能和生活质量，延长生存期。研究表明，LVAD 可以提高等待心脏移植的患者的生存率。术后主要风险包括感染、血栓栓塞、出血和设备故障等，因此需要密切监测和管理。

4. 心脏移植

（1）手术简介：心脏移植是终末期心力衰竭患者的最终治疗选择。通过移植一个健康的供体心脏，完全替代受损的心脏，从而恢复正常的心脏功能。

（2）手术过程：心脏移植手术通常在全身麻醉下进行。外科医生首先移除患者的病变心脏，然后将供体心脏植入患者胸腔，并连接主要血管。手术需要高度精准的技术和术后的免疫抑制治疗，以防止排斥反应。

（3）临床效果：心脏移植可以显著改善终末期心力衰竭患者的生存率和生活质量。尽管供体心脏的短缺和术后免疫抑制治疗带来的并发症是主要挑战，但成功的心脏移植可以为患者带来长期的健康和生活改善。

5. CRT

（1）手术简介：CRT 是一种针对心力衰竭患者的特殊起搏治疗，通过同步双心室的收缩，改善心脏泵血功能。CRT 特别适用于那些伴有左束支传导阻滞的心力衰竭患者。

（2）手术过程：CRT 手术通常在局部麻醉下进行。外科医生通过静脉导管将起搏导线植入患者的右心房、右心室和冠状窦，然后将起搏器植入患者胸部皮下，通过导线传递电信号，实现双心室同步起搏。

（3）临床效果：CRT 可以显著改善心力衰竭患者的心功能、减少症状发作，提高其生活质量和延长生存期。研究表明，CRT 在适当的患者群体中可以降低心力衰竭相关的住院率和死亡率。CRT 的主要风险包括导线脱位、感染和设备故障等。

6. 其他手术治疗

（1）心肌重建术：心肌重建术是一种通过切除或缩小扩张的心室，恢复心脏正常形状和功能的手术。此手术通常用于心肌梗死后心力衰竭患者，特别是那些心室扩张明显、心功能严重受损的患者。

（2）主动脉内球囊反搏术（IABP）：IABP 是一种通过在主动脉内植入一个充气球囊，协助心脏泵血的治疗方法。IABP 通常用于急性心力衰竭患者，特别是在等待更永久性治疗（如 LVAD 或心脏移植）期间，作为临时支持手段。

（3）脂质移植和心肌干细胞治疗：脂质移植和心肌干细胞治疗是新兴的治疗方法，通过植入健康的脂质或干细胞，促进心肌再生和修复。这些治疗方法仍处于研究阶段，但在某些试验中显示出改善心脏功能和减轻心力衰竭症状的潜力。

（四）心理支持和患者教育

1. 心理支持

心力衰竭是一种慢性疾病，常伴有情绪障碍，如焦虑和抑郁。心理支持可以帮助患者应对疾病带来的心理压力，提高治疗依从性。心理咨询、支持小组和家庭支持都是有效的心理支持形式。

2. 患者教育

通过教育，患者可以了解疾病的性质、治疗方案及其重要性，从而积极配合医生的治疗。教育内容包括药物管理、饮食调整、运动建议、症状监测和紧急情况处理等。

（五）康复训练

康复训练是一种综合性干预措施，包括运动训练、健康教育和心理支持。康复训练旨在改善心力衰竭患者的心肺功能、减少症状发作、提高生活质量和降低再住院率。康复训练通常包括以下两个阶段。

1. 初始评估

在康复训练开始之前，进行全面的初始评估，包括心肺功能测试、生活质量评估、心理状态评估等。这有助于制订个体化的康复训练计划。

2. 个体化康复训练计划

根据初始评估结果，制订个体化的康复训练计划，包括有氧运动、力量训练、柔韧性训练和呼吸训练等。训练强度和持续时间应根据患者的体能状况逐渐增加。

（六）居家护理和远程监测

1. 居家护理

对于一些行动不便或病情较重的心力衰竭患者，居家护理可以提供日常生活和医疗方面的支持。居家护理包括饮食管理、药物管理、症状监测和紧急情况处理等。

2. 远程监测

随着科技的进步，远程监测在心力衰竭管理中的应用越来越广泛。通过可穿戴设备和智能手机应用，患者可以在家中监测自己的心率、血压、体重和其他重要指标，并将数据传输给医疗团队进行分析和管理。这种方式可以及时发现病情变化，调整治疗方案，降低再住院率。

（七）综合管理和多学科团队合作

心力衰竭的非药物治疗需要综合管理和多学科团队的合作。心力衰竭管理团队通常包括心脏科医生、护士、营养师、康复治疗师、心理咨询师和社会工作者等。通过多学科团队的合作，为心力衰竭患者提供全面的护理和支持，提高患者的治疗效果和生活质量。

1. 个体化管理

心力衰竭患者的病情和需求各不相同，因此需要个体化的管理方案。多学科团队可以根据患者的具体情况，制订和调整治疗计划，确保患者获得最佳治疗效果。

2. 定期随访和评估

心力衰竭是一种慢性进展性疾病，需要定期随访和评估。通过定期随访，评估患者的病情变化、治疗效果和不良反应，及时调整治疗方案，确保治疗的持续性和有效性。

3. 家庭和社会支持

通过家庭成员的参与和支持，患者可以更好地遵循治疗计划，提高生活质量。此外，社会支持如社区护理、患者支持小组和社会工作者的帮助，也有助于减少心力衰竭患者的复发和再住院率。

三、心力衰竭的中医治疗

心力衰竭在中医理论中被称为“心悸”“喘证”“水肿”等。中医治疗心力衰竭主要通过辨证论治的方法，运用中药、针灸、按摩和饮食调理等手段，旨在改善患者的症状、提高其生活质量、延缓疾病进展。

（一）心力衰竭常见中医证型及其治疗原则

1. 心阳虚衰

证候：心悸，气短，畏寒肢冷，面色苍白或灰暗；舌淡胖，脉沉细无力。

治法：温补心阳，益气活血。

代表方剂：①桂枝甘草汤：桂枝、甘草。用于温阳益气。②参附汤：人参、附子。用于补阳救逆，改善心悸、气短症状。

2. 心肾阳虚

证候：心悸，气短，水肿，腰膝酸冷，夜尿频多，面色㿠白；舌淡胖，苔白，脉沉细无力。

治法：温补心肾，益气利水。

代表方剂：①真武汤：附子、白术、茯苓、生姜、白芍。用于温阳利水。②肾气丸：干地黄、山茱萸、山药、茯苓、泽泻、牡丹皮、桂枝、附子。用于温补肾阳。

3. 气阴两虚

证候：心悸，气短，自汗，乏力，口干；舌红少苔，脉细数无力。

治法：益气养阴，宁心安神。

代表方剂：①生脉散：人参、麦冬、五味子。用于益气养阴。②炙甘草汤：炙甘草、人参、生地黄、阿胶、麦冬、麻仁、生姜、大枣、桂枝。用于益气养阴，改善心悸症状。

4. 痰浊壅肺

证候：咳嗽，喘息，痰多而黏，胸闷；舌苔白腻，脉滑。

治法：化痰降逆，健脾祛湿。

代表方剂：①二陈汤：半夏、陈皮、茯苓、甘草。用于燥湿化痰。②苓桂术甘汤：茯苓、桂枝、白术、甘草。用于健脾化痰。

（二）常用中药

1. 益气药

人参：大补元气。适用于气虚体弱者。

黄芪：益气固表，利水消肿。适用于气虚水肿者。

2. 温阳药

附子：回阳救逆，温阳补肾。适用于阳虚寒盛者。

桂枝：温阳通脉。适用于心阳不足者。

3. 养阴药

麦冬：养阴润肺。适用于气阴两虚者。

生地黄：滋阴清热。适用于阴虚内热者。

4. 活血化瘀药

丹参：活血祛瘀，养血安神。适用于血瘀心痛者。

川芎：活血行气，祛风止痛。适用于气滞血瘀者。

（三）针灸治疗

针灸在心力衰竭的治疗中具有重要作用，通过调节经络气血，改善心脏功能，减轻症状。

1. 常用腧穴

心俞：调节心气，改善心脏功能。

内关：安神定志，缓解心悸。

气海：补气养元，改善乏力。

足三里：益气健脾，提高免疫力。

三阴交：调节脾肾，改善水肿。

2. 针灸方法

针刺时，应采用补泻结合的方法，根据患者具体情况调整针刺手法。对于气虚阳衰者，应以补法为主，温补气阳；对于痰湿壅盛者，应以泻法为主，化痰祛湿。针灸治疗通常每周 2 ～ 3 次，10 次为一个疗程。

（四）其他疗法

1. 按摩推拿

按摩推拿可以疏通经络，调节气血，缓解心力衰竭症状。常用手法包括揉法、推法、按法、捏法等，主要作用于背部、胸部和四肢。

2. 饮食调理

合理的饮食调理对于心力衰竭患者非常重要。中医认为，心力衰竭患者饮食应清淡易消化，避免过咸、过甜、过油腻。推荐多食用具有益气养阴、温补阳气作用的食物，如山药、大枣、莲子、黄芪等。

3. 养生气功

养生气功可以通过调节呼吸放松身心，增强体质，改善心肺功能。心力衰竭患者可以根据自身情况，选择合适的养生气功练习，循序渐进，逐步提高强度。

四、心力衰竭并发症的管理

心力衰竭常伴有多种并发症，这些并发症不仅影响患者的生活质量，还会增加疾病的治疗难度和死亡率。因此，心力衰竭并发症的管理是整体治疗策略的关键部分。以下是对心力衰竭常见并发症及其管理的详细探讨。

（一）肾功能不全

肾功能不全是心力衰竭常见的并发症之一。心力衰竭引起的低灌注和药物治疗（如利尿剂）都会对肾功能造成影响。

管理策略：①优化心力衰竭治疗：通过药物和非药物治疗，改善心脏功能，增加肾脏血流灌注。②谨慎使用利尿剂：避免过量使用利尿剂，监测电解质水平和肾功能，必要时调整药物剂量或更换药物。③肾脏保护药物：如 ACEI 和 ARB，尽管这些药物可能导致一过性的肾功能恶化，但长期使用可以改善肾功能和预后。④定期监测：定期检查肾功能指标（如血清肌酐、尿素氮）和电解质水平。

（二）电解质紊乱

心力衰竭及其治疗常导致电解质紊乱，引发低钾血症、低钠血症和高钾血症等。

管理策略：①监测电解质：定期检查血清电解质水平，尤其是钾和钠。②补充钾：对于低钾血症患者，补充钾盐或使用保钾利尿剂（如螺内酯）。③限制钠摄入：对于低钠血症患者，适当限制液体摄入和使用高盐食物。④调整药物：必要时调整利尿剂和其他影响电解质平衡的药物。

（三）心律失常

心力衰竭患者容易发生心律失常，如房颤、室性早搏和心动过缓等。

管理策略：①抗心律失常药物：根据具体心律失常类型选择合适的抗心律失常药物，如胺碘酮、β 受体阻滞剂等。② ICD 植入：对于有严重室性心律失常或心脏骤停风险的患者，可以考虑植入 ICD。③心脏电复律和射频消融：对于顽固性房颤患者，可选择心脏电复律或射频消融治疗。

（四）血栓栓塞

心力衰竭患者由于血流缓慢和心律失常（如房颤），容易发生血栓栓塞事件，如肺栓塞和脑卒中。

管理策略：①抗凝治疗：对于有房颤或其他血栓栓塞风险的患者，使用抗凝药物如华法林或新型口服抗凝药（如达比加群酯、利伐沙班）。②抗血小板药物：对于合并冠心病的患者，使用抗血小板药物如阿司匹林或氯吡格雷。

（五）肺部感染

心力衰竭患者由于心肺功能下降和免疫功能减弱，容易发生肺部感染。

管理策略：①预防感染：保持良好的口腔卫生和手卫生，避免接触感染源。②及时治疗：早期识别和治疗感染，使用适当的抗生素。③疫苗接种：接种流感疫苗和肺炎疫苗，预防呼吸道感染。④增强防护：注意营养支持，合理进行锻炼，增强自身免疫力，预防感染。

（六）营养不良和体重变化

心力衰竭患者常伴有食欲减退、消化功能减弱和营养吸收障碍，导致营养不良和体重变化。

管理策略：①营养支持：根据患者的营养状况，制订个体化的营养支持方案，包括高蛋白、高热量饮食和必要的营养补充剂。②饮食调理：鼓励少食多餐，增加食物的吸引力和多样性。③体重监测：定期监测体重变化，及时调整营养和治疗方案。

（七）糖尿病和代谢综合征

糖尿病和代谢综合征在心力衰竭患者中较为常见，这些代谢性疾病会影响心力衰竭的病情和预后。

管理策略：①血糖控制：通过饮食、运动和药物，控制血糖水平，预防糖尿病并发症。②代谢综合征管理：综合管理高血压、血脂异常和肥胖，通过生活方式干预和药物治疗，降低心血管风险。

第二章
消化系统疾病的诊断与治疗

第一节　消化系统疾病概述

消化系统疾病是指影响消化系统正常功能的一系列疾病，包括食管、胃、小肠、大肠、肝脏、胆囊、胰腺等器官的疾病。消化系统是人体的重要系统之一，负责食物的消化、吸收和排泄，对人体健康至关重要。随着人口老龄化趋势的加剧，中老年人群的健康问题日益受到社会的广泛关注。其中，消化系统疾病作为中老年人常见的健康问题之一，其发病率和死亡率均呈上升趋势。因此，深入了解中老年消化系统疾病的诊断与治疗显得尤为重要。

一、消化系统疾病的分类

消化系统疾病种类繁多，按照不同的分类标准可以分为多种类型。

（1）按病变部位分类：可分为食管疾病、胃疾病、肠道疾病、肝胆疾病、胰腺疾病等。

（2）按病变性质分类：可分为炎症性疾病、肿瘤性疾病、结构异常性疾病等。

（3）按疾病表现分类：可分为功能性疾病、器质性疾病等。

常见的消化系统疾病包括胃食管反流病、胃炎、胃溃疡、十二指肠溃疡、炎症性肠病、肝炎、肝硬化、胆囊炎、胰腺炎等。

二、消化系统疾病的病因分析

（1）遗传因素：某些消化系统疾病的发生与遗传基因密切相关，如胃癌、结直肠癌等。

（2）饮食因素：不良的饮食习惯是消化系统疾病的重要诱因，如暴饮暴食、饮食不规律、食物过烫等。

（3）感染因素：许多消化系统疾病与细菌、病毒等病原体感染有关，如幽门螺杆菌感染引起的胃炎、胃溃疡等。

（4）药物因素：长期使用某些药物可能导致消化系统疾病，如非甾体抗炎药引起的胃溃疡等。

（5）精神因素：精神压力、情绪波动等心理因素也可能影响消化系统功能，导致疾病。

三、消化系统疾病的症状表现

消化系统疾病的症状表现多样，与病变部位、病变性质、病因等因素有关。

（1）腹痛：腹痛是消化系统疾病最常见的症状之一，可表现为隐痛、钝痛、绞痛等。

（2）恶心与呕吐：恶心和呕吐是消化系统疾病的常见症状，可能由炎症、溃疡、梗阻等原因引起。

（3）腹泻与便秘：腹泻和便秘是肠道疾病的常见症状，可能与感染、炎症、肿瘤等因素有关。

（4）消化不良：消化不良表现为餐后饱胀、早饱感、上腹胀痛等，可能与胃动力障碍、胃酸分泌异常等因素有关。

（5）黄疸：黄疸是肝胆疾病的常见症状，表现为皮肤及巩膜黄染，可能与肝细胞损伤、胆道梗阻等因素有关。

四、消化系统疾病的诊断方法

（1）病史询问：通过询问患者的病史，了解症状表现、既往病史等信息，有助于初步判断疾病的类型和严重程度。

（2）体格检查：体格检查可以观察患者的面色、精神状态、腹部压痛等情况，为疾病的诊断提供重要依据。

（3）实验室检查：实验室检查包括血常规、尿常规、肝功能、肾功能、肿瘤标志物等检测，有助于了解患者的身体状况和疾病进展情况。

（4）影像学检查：影像学检查包括 X 线、B 超、CT、MRI 等，可以直观地观察消化系统器官的形态、结构和功能情况，为疾病的诊断提供重要支持。

五、消化系统疾病的治疗方法

消化系统疾病的治疗方法包括药物治疗、手术治疗、中医治疗等多种方式。具体治疗方法应根据患者的病因、病情和身体状况等因素综合考虑。

（1）药物治疗：药物治疗包括抗生素、抑酸药、胃黏膜保护剂、促动力药等多种药物。根据疾病的类型和症状选择合适的药物进行治疗。

（2）手术治疗：对于一些需要手术治疗的疾病，如胃肠道肿瘤、胆石症等，可以通过手术的方式切除病变组织或修复器官功能。

（3）中医治疗：中医治疗在消化系统疾病的治疗中也具有一定作用，包括中药、针灸、推拿等多种治疗手段。中医治疗强调整体观念和辨证施治，通过调理患者的身体状态达到治疗疾病的目的。

六、消化系统疾病的预防与保健

（1）保持健康的生活方式：保持规律的生活习惯，避免熬夜、过度劳累等不良生活方式。同时，加强体育锻炼，提高身体素质和免疫力。

（2）饮食调养：合理饮食是预防消化系统疾病的关键。建议饮食清淡、易消化、富含营养，避免辛辣、油腻、生冷等刺激性食物的摄入。

（3）定期体检：定期进行体检可以及时发现消化系统疾病的隐患，为早期治疗提供机会。建议每年至少进行一次体检，包括消化系统器官的检查。

（4）心理调适：心理因素对消化系统功能有重要影响。建议保持积极乐观的心态，避免过度焦虑、抑郁等情绪的影响。

第二节　急性重症肝炎的诊断与治疗

急性重症肝炎是一种起病急骤、病情发展迅猛、病死率极高的肝脏疾病。在中老年人群中，由于身体功能的逐渐下降和慢性疾病的积累，急性重症肝炎的发病率相对较高。

一、急性重症肝炎的定义与分类

急性重症肝炎是指在短时间内（通常不超过 2 周）出现的严重肝脏损伤，表现为肝功能急剧下降，伴有一系列严重的临床症状和体征。根据病因和临床表现的不同，急性重症肝炎可分为多种类型，如病毒性肝炎、药物性肝炎、酒精性肝炎等。其中，病毒性肝炎是最常见的类型，主要由乙型肝炎病毒（HBV）和丙型肝炎病毒（HCV）引起。

二、急性重症肝炎的诊断方法

急性重症肝炎的诊断方法包括临床评估、实验室检查、影像学检查和肝活组织检查。通过这些综合手段，医生可以准确确定病因和病情，制订有效的治疗方案。

（一）临床评估

1. 病史采集

详细了解患者的既往病史、药物使用史、家族史及近期的生活环境和饮食习惯。重点关注是否有病毒性肝炎接触史、药物滥用史以及毒物暴露史。

2. 症状观察

注意患者的临床表现，如乏力、食欲不振、恶心呕吐、黄疸、腹痛和发热等。严重病例可能出现肝性脑病、出血倾向等并发症。

3. 体格检查

进行全面的体格检查，评估黄疸的程度、腹部压痛点、肝脏和脾脏的大小及质地等。

（二）实验室检查

1. 肝功能检测

（1）丙氨酸转氨酶（又称谷丙转氨酶，ALT）和天门冬氨酸转氨酶（又称谷草转氨酶，AST）：升高提示肝细胞损伤。

（2）总胆红素和直接胆红素：升高提示胆汁淤积。

（3）白蛋白：降低提示肝脏合成功能受损。

2. 凝血功能检测

凝血酶原时间（PT）和国际标准化比值（INR）：延长提示肝脏合成凝血因子的能力下降。

3. 血常规

血红蛋白和血小板计数：监测出血倾向和贫血情况。

4. 肾功能检测

血清肌酐和尿素氮：评估肾功能是否受累。

5. 电解质水平检测

钠、钾、氯等电解质水平的变化：提示水电解质紊乱。

6. 病毒学检测

病毒标志物：检测乙型肝炎表面抗原（HBsAg）、丙型肝炎病毒抗体（HCV-Ab）等，以确认病毒性肝炎的类型。

（三）影像学检查

影像学检查可以帮助评估肝脏的结构变化，排除其他可能的病因。

（1）腹部超声：是常规筛查手段，可以评估肝脏大小、形态、血流情况及是否存在胆道扩张或肝脏肿瘤等。

（2）CT：对于怀疑有肝脓肿、肝肿瘤或腹水的患者，CT 可以提供详细的图像信息。

（3）MRI：在评估肝纤维化和早期肝硬化时，MRI 具有更高的敏感性和特异性。

（四）肝活组织检查

在某些难以确诊的病例中，肝活组织检查可以提供直接的病理证据。

（1）肝细胞坏死的范围和程度。

（2）炎症反应的程度和类型。

（3）纤维化和胆汁淤积的情况。

通过肝活检，可以进一步明确病因，指导治疗，并进行预后评估。

三、急性重症肝炎的病因

急性重症肝炎是中老年人群中一种病情进展迅速且病死率较高的疾病。其病因多种多样，涵盖病毒感染、药物毒性、自身免疫性疾病、代谢障碍及毒素暴露等。了解急性重症肝炎的具体病因，有助于采取有效的预防措施和制订针对性的治疗方案。

（一）病毒感染

（1）甲型肝炎病毒（HAV）：通常通过被污染的食物或水传播，虽然在中老年人中较为少见，但一旦感染，重症肝炎的风险显著增加。

（2）乙型肝炎病毒（HBV）：慢性乙型肝炎在中老年人中较为普遍，由于免疫功能减弱，中老年人在急性发作时更易发展为重症。

（3）丙型肝炎病毒（HCV）：多数丙型肝炎感染者为慢性病毒携带者，但急性发作时，尤其在有肝硬化基础的患者中，容易发展为重症肝炎。

（4）戊型肝炎病毒（HEV）：在发展中国家较为常见，通过饮水传播，对中老年患者尤其是有基础肝病者，造成严重肝损伤的风险较高。

（二）药物毒性

中老年人常因多种疾病服用多种药物，增加了药物性肝损伤的风险。

（1）对乙酰氨基酚：过量使用对乙酰氨基酚是导致急性肝衰竭的常见原因之一。

（2）抗生素和抗结核药物：如异烟肼、利福平等，这些药物具有较高的肝毒性。

（3）非甾体抗炎药：长期或大剂量使用可能导致严重的肝损伤。

（4）抗肿瘤药物：如甲氨蝶呤、阿霉素等，具有显著的肝毒性。

（三）自身免疫性疾病

自身免疫性肝炎（AIH）在中老年人群中发病率较高。该病因免疫系统攻击自身肝细胞，导致严重的炎症和肝细胞坏死。

（1）自身免疫性肝炎1型（AIH-1）：多见于中年女性，但在老年人中发病率也不低。

（2）自身免疫性肝炎2型（AIH-2）：虽然较少见，但病情通常更为严重。

（四）代谢障碍

（1）非酒精性脂肪性肝病（NAFLD）：伴有代谢综合征的中老年人更容易发展为急性重症肝炎。

（2）肝豆状核变性（Wilson病）：铜代谢障碍引起的肝病，虽然在中老年人中较为少见，但一旦发生，往往病情严重。

（五）毒素暴露

（1）蘑菇毒素（如鹅膏毒肽）：误食毒蘑菇可导致严重的急性肝损伤。

（2）工业化学品：如四氯化碳、乙醇等，有肝毒性的化学品暴露也会导致急性重症肝炎。

四、急性重症肝炎的治疗

（一）治疗原则

（1）积极去除病因：针对病毒感染、药物损伤、酒精中毒等病因，积极采取相应措施去除病因，防止病情进一步恶化。

（2）保护肝功能：采用保肝药物、抗氧化剂等药物治疗，减轻肝脏损伤、促进肝细胞修复和再生。

（3）纠正并发症：针对腹水、电解质紊乱、肝性脑病等并发症，采取相应的治疗措施以缓解症状、改善生活质量。

（4）支持治疗：包括补充营养、维持水电解质平衡、防止感染等支持治疗，以维持患者的基本生命体征。

（二）一般治疗

1. 住院治疗

急性重症肝炎患者应立即住院接受密切监护。住院期间需要定期监测生命体征、肝功能、肾功能、电解质及血气分析等参数，以便及时发现问题，处理病情变化。

2. 休息与营养支持

（1）休息：患者应绝对卧床休息，减少体力消耗，促进肝细胞再生。

（2）营养支持：给予高热量、高蛋白、富含维生素的饮食。对于不能经口进食的患者，需通过胃管或静脉营养支持。尤其要保证B族维生素、维生素C、维生素K及矿物质的摄入，以支持肝脏功能。

3. 维持水电解质平衡

（1）水分管理：根据患者的体液状况调节输液量，避免水肿和腹水。

（2）电解质平衡：定期监测血清钠、钾、钙、镁等电解质水平，及时纠正电解质紊乱。特别注意预防低钾血症和低钠血症。

4. 纠正酸碱平衡

监测血气分析，对于出现代谢性酸中毒或代谢性碱中毒的患者，及时调整酸碱平衡，通过静脉注射碳酸氢钠等药物进行纠正。

5. 保护肝功能

应用还原型谷胱甘肽、N- 乙酰半胱氨酸、腺苷蛋氨酸等保肝药物，保护肝细胞，促进肝细胞再生和修复，改善肝功能。

（三）病因治疗

1. 病毒性肝炎

（1）甲型肝炎：甲型肝炎通常病情较轻，以支持治疗为主，预后较好。支持治疗主要是对症处理，保持良好的营养状态和水电解质平衡。

（2）乙型肝炎：应用抗病毒药物治疗，如恩替卡韦、替诺福韦等。抗病毒治疗不仅能减轻急性肝损伤，还能预防慢性化和肝硬化。

（3）丙型肝炎：使用直接抗病毒药物（DAAs），如索非布韦、达拉他韦等，具有较高的病毒清除率，能够有效遏制并减轻肝损伤。

（4）戊型肝炎：主要采取支持治疗，严重病例可考虑使用利巴韦林等抗病毒药物。

2. 药物性肝炎

立即停用可疑药物，并进行保肝治疗。对于特定药物中毒（如对乙酰氨基酚），可应用特效解毒剂 N- 乙酰半胱氨酸。严重病例可能需要肝移植。

3. AIH

使用糖皮质激素如泼尼松、免疫抑制剂如硫唑嘌呤或霉酚酸酯等，控制免疫反应，减轻肝脏炎症和坏死。

4. 代谢障碍性肝炎

（1）NAFLD：调整饮食结构，减重，控制血糖和血脂水平。严重病例可考虑使用药物如吡格列酮、维生素 E 等。

（2）肝豆状核变性：应用驱铜药物如青霉胺、三乙醇胺等，减少体内铜的堆积，缓解肝损伤。

5. 毒素暴露性肝炎

对于毒蘑菇中毒等导致的肝炎，应立即洗胃、导泻，并给予特效解毒剂如水飞蓟宾葡甲胺。对于工业毒素暴露，应尽快脱离毒物环境，给予支持治疗和对症处理。

（四）并发症处理

急性重症肝炎常伴有多种并发症，需要综合治疗。

1. 肝性脑病

肝性脑病是由急、慢性肝功能严重障碍或门静脉 – 体循环分流异常所致、以代谢紊乱为基础的神经精神异常综合征。肝性脑病可表现为多种神经或精神异常，严重程度从亚临床改变到昏迷不等。肝性脑病的治疗原则包括清除诱因、恢复神经功能等。

（1）减少氨的产生和吸收：口服乳果糖、抗生素如利福昔明，降低肠道内氨的产生和吸收。

（2）纠正电解质紊乱：特别是低钾血症，补钾可减少氨的产生。

（3）避免诱因：防止感染、出血等，避免加重肝性脑病。

2. 出血倾向

急性重症肝炎患者肝细胞损伤后，肝脏产生凝血因子的功能下降，造成凝血机制发生障碍而具有出血倾向。除原发疾病的临床表现外，出血主要表现为皮肤黏膜出血，如皮肤瘀斑、鼻出血、齿龈出血、颊黏膜出血和月经过多等。

食管静脉曲张或消化性溃疡可引起严重的消化道出血。肝脏疾病引起的出血常予以对症治疗。

（1）补充维生素 K：促进凝血因子合成。

（2）输注新鲜冰冻血浆和血小板：改善凝血功能，防止出血。

3. 肝肾综合征

肝肾综合征是指在严重肝病时发生的功能性急性肾功能衰竭，病情多呈进行性发展。肝肾综合征目前尚无有效治疗方法，临床多在积极改善肝功能的前提下予以对症治疗。

（1）扩容治疗：如白蛋白静脉注射，提高血容量。

（2）抗利尿激素类药物：如特利加压素，改善肾血流灌注。

（3）肝移植：是根治肝肾综合征的有效方法。

4. 感染

急性重症肝炎患者免疫功能低下，易发生感染。应及时使用广谱抗生素进行抗感染治疗，并根据细菌培养结果调整用药。

（五）特殊治疗

对于常规治疗无效的急性重症肝炎患者，特殊治疗手段是必不可少的。

1. 人工肝支持系统

通过血浆置换、血液灌流等方法，替代部分肝功能，减轻肝性脑病和其他并发症。人工肝支持系统可以为患者争取更多的时间，以等待肝功能的恢复或进行肝移植。

2. 肝移植

对于肝功能衰竭、药物治疗和人工肝支持无效的患者，肝移植是唯一可能治愈的手段。应尽早进行肝移植评估，选择合适的供体，及时进行手术。

（六）中医药治疗

1. 辨证论治

（1）肝胆湿热

证候：身目俱黄，胁肋疼痛，脘腹胀满，口干而苦，小便黄赤；舌红苔黄，脉弦滑数。

治法：清利肝胆湿热。

代表方剂：龙胆泻肝汤：柴胡、龙胆草、栀子、生甘草、黄芩、木通、泽泻、车前子、当归、生地黄。有平泻肝火、清化湿热的功效。

（2）肝郁血瘀

证候：胁肋刺痛，肝脾肿大，肝掌，肌肤甲错，面色晦暗；舌质紫暗有瘀斑，脉涩。

治法：疏肝解郁，活血化瘀。

代表方剂：金铃泻肝汤：川楝子、生明乳香、生明没药、三棱、莪术、甘草。有疏肝活血、解郁止痛的功效。

（3）热毒炽盛

证候：黄疸迅速加深，小便黄赤，高热，口渴烦躁，便血、尿血；舌质红绛，苔黄腻，脉弦数或滑数。

治法：清热解毒，疏肝利胆。

代表方剂：解毒清肝汤：银花、柴胡、归尾、酒黄芩、秦皮、赤芍、车前子、防风。有清热解毒、清肝泻火的功效。

（4）肝肾阴虚

证候：肝区隐痛，腰膝酸软，手足心热，口舌干燥，眼干；舌红少苔，脉弦细数。

治法：滋阴清热，滋补肝肾。

代表方剂：一贯煎：北沙参、麦冬、当归身、生地黄、枸杞子、川楝子。治疗肝肾阴虚、肝气不舒之肝炎。

（七）预防与康复

1. 预防

（1）病毒性肝炎预防：接种乙肝疫苗和甲肝疫苗，普及卫生知识，避免高危行为，如不安全输血、不洁针具使用等。

（2）药物性肝炎预防：加强药物管理，避免滥用药物和不合理用药。对已知具有肝毒性的药物应谨慎使用，并进行定期肝功能监测。

（3）自身免疫性肝炎预防：早期发现和治疗自身免疫性疾病，定期监测病情变化，避免病情恶化。

（4）代谢障碍性肝炎预防：控制体重，合理饮食，避免肥胖，控制血糖和血脂水平。

（5）毒素暴露预防：避免食用不明来源的野生蘑菇，改善工作环境，减少有毒化学品的暴露。

2. 康复

（1）病情稳定后的康复治疗：急性重症肝炎患者在病情稳定后，应进行长期的康复治疗。包括合理饮食、适度运动、心理支持和定期复查肝功能。

（2）营养支持：持续给予高蛋白、高热量饮食，必要时补充维生素和矿物质，促进肝细胞再生和修复。

（3）生活方式调整：戒烟戒酒，保持良好的生活习惯，预防再次发病。

（4）定期随访：定期进行肝功能、肾功能及相关检查，监测病情变化，及时调整治疗方案。对于有肝硬化或慢性肝病倾向患者，应积极进行二级预防，防止病情恶化。

第三节　胰腺炎的诊断与治疗

中老年人群是胰腺炎的高发群体，由于年龄、体质、疾病史等多方面因素的影响，中老年胰腺炎患者的病情往往更为复杂，治疗难度更大。因此，掌握中老年胰腺炎的急救与护理措施，对于保障患者的生命安全、提高治疗效果具有重要意义。

一、胰腺炎的诊断

（一）一般诊断

1. 临床表现

胰腺炎的临床表现主要包括腹痛、恶心、呕吐、发热等。其中，腹痛是胰腺炎最常见的症状，多表现为持续性上腹痛或左上腹痛，可向背部放射。恶心、呕吐也是常见症状，呕吐物多为胃内容物，严重时可出现胆汁或咖啡样物质。发热则是由于炎症反应所致，多表现为中度发热。详细询问患者的病史，包括疼痛部位、性质、持续时间，伴随症状，以及有无饮酒、暴饮暴食等诱因，有助于了解患者的病情特点和诊断方向。

2. 体征

胰腺炎患者腹部体征多样，常见有上腹部压痛、反跳痛和腹肌紧张等腹膜刺激征，严重时可出现腹水、移动性浊音阳性等体征。此外，胰腺炎还可能引起低血压、休克等生命体征变化，需密切观察。

3. 实验室及影像学检查

胰腺炎的诊断需结合实验室及影像学检查。结合患者的临床表现和体征，选择合适的实验室检查项目，如血淀粉酶、脂肪酶等，以辅助诊断并评估病情。影像学检查则包括超声、CT、MRI 等，可评估胰腺形态、大小、渗出等情况。

（二）分期与分型

1. 分期

急性胰腺炎的病程可分为早期和后期。早期指发病至发病后 2 周，其特点为出现全身炎症反应综合征及器官功能障碍。虽然急性胰腺炎早期阶段可出现局部并发症，但此时的局部并发症不是疾病严重程度的主要决定因素。后期指发病 2 周后，其特点为有可能持续存在的全身炎症反应综合征、器官功能障碍和局部并发症。在病程后期，持续存在的全身炎症反应综合征和器官功能障碍是病情严重程度的重要决定因素。

2. 分型

根据病因和临床表现，胰腺炎可分为急性胰腺炎和慢性胰腺炎两类。急性胰腺炎又分为轻症急性胰腺炎和重症急性胰腺炎；慢性胰腺炎则多表现为胰腺功能的慢性损害和反复发作的胰腺炎症。

急性胰腺炎又分为急性水肿型和急性坏死型两类。急性水肿型胰腺炎病情相对较轻，胰腺充血水肿，伴有少量炎性渗出；急性坏死型胰腺炎则病情严重，胰腺组织大量坏死，并伴有大量炎性渗出和出血。

（三）严重度评估

胰腺炎的严重度评估是指导临床治疗的重要依据。常用的评估方法包括 Ranson 评分、急性生理和慢性健康状况Ⅱ（APACHE-Ⅱ）评分、急性胰腺炎严重程度床边指数（BISAP）等。其中，Ranson 评分和 APACHE-Ⅱ评分是国际上公认的评估急性胰腺炎严重度的标准方法，具有较高的准确性和可靠性。BISAP 则是一种新型评估方法，具有较好的预测能力。

二、急性胰腺炎的急救措施

中老年胰腺炎患者发病时，常伴随剧烈腹痛、恶心、呕吐等症状，严重时可能出现休克、多器官功能衰竭等危及生命的情况。因此，及时有效的急救措施至关重要。

1. 保持呼吸道通畅

患者发病时，往往伴随呕吐，容易造成呼吸道阻塞。护理人员应迅速清理患者口腔内的呕吐物，确保呼吸道通畅。对于昏迷患者，可采取头低足高位，利用重力促进呕吐物的排出。

2. 迅速建立静脉通道

中老年胰腺炎患者常伴有体液失衡和电解质紊乱，迅速建立静脉通道，补充液体和电解质，是急救的重要措施。护理人员应根据医嘱，准确配制和输注药物和液体，确保治疗的及时性和有效性。

3. 镇痛治疗

剧烈腹痛是中老年胰腺炎患者的主要症状之一，可能导致患者烦躁不安、心率加快等不良反应。护理人员应根据医嘱，给予患者适当的镇痛药物，以缓解疼痛、减轻患者痛苦。

三、胰腺炎的治疗

轻症胰腺炎患者需要禁食、禁水以减少胰腺分泌，同时使用抑制胃酸分泌的药物（如奥美拉唑）、减少胰腺分泌的药物（如生长抑素、奥曲肽），并进行补液；存在腹胀的患者应经鼻插入胃管引流胃液。对于重症胰腺炎患者，特别是伴多种并发症的胰腺炎患者，其诊治可涉及外科、消化内科、急诊科、重症医学科、感染科、介入科、营养科、康复科等多个学科，应采用多学科综合治疗。

（一）西医治疗

1. 禁食与胃肠减压

禁食可以减少食物和胃酸对胰腺的刺激，降低胰腺分泌量；而胃肠减压则可以减轻腹胀症状，降低腹内压，从而减轻胰腺负担。这一措施简单易行，效果显著，是胰腺炎急救中的重要措施之一。

2. 补液与纠正电解质失衡

胰腺炎患者常伴有体液失衡和电解质紊乱现象，及时补液和纠正电解质失衡可以维持患者生命体征的稳定，防止休克和多器官功能衰竭的发生。这一措施需要根据患者的具体情况进行个体化治疗，确保补液量和电解质种类的合理性。

3. 药物治疗

针对胰腺炎的病因和症状，选择合适的药物进行治疗也是急救措施中的重要一环。例如，使用抑酸药物可以降低胃酸对胰腺的刺激，使用抗生素可以预防感染等并发症的发生，使用胰酶抑制剂可以减轻胰腺炎症反应等。这些药物的使用需要根据患者的病情和药物特性进行选择和调整。

4. 手术治疗

对于病情严重、药物治疗无效的胰腺炎患者，手术可能是唯一有效的治疗方法。手术目的主要是清除坏死组织、解除胆道梗阻等，以减轻胰腺负担和缓解病情。然而，手术治疗具有一定的风险性和并发症发生率，因此需要严格掌握手术适应证和手术时机。

（二）中医治疗

1. 辨证论治

（1）肝郁气滞

证候：脘腹胀痛，恶心呕吐，嗳气，大便不通；舌红，苔薄白或薄黄，脉弦。

治法：疏肝解郁，理气通腑。

代表方剂：柴胡疏肝散：陈皮，柴胡，川芎，香附，麸炒枳壳，芍药，炙甘草。主治肝气郁滞，胁肋疼痛。

（2）肝胆湿热

证候：脘腹胀痛，身目发黄，大便黏腻，小便短黄；舌红，苔薄白或薄黄，脉弦数。

治法：清热化湿，利胆通腑。

代表方剂：茵陈蒿汤：茵陈，大黄，栀子。主治湿热黄疸。

（3）腑实热结

证候：腹部胀满硬痛拒按，大便干结不通，呕吐，口臭；舌红，苔黄厚腻，脉洪大或数。

治法：清热通腑，内泻热结。

代表方剂：大承气汤：大黄、枳实、厚朴、芒硝。主治腑实积热证。

2. 中医非药物疗法

（1）灌肠疗法：用以大黄为主药的方剂煎汤做保留灌肠，对腑实证之胰腺炎有显著疗效。

（2）针灸治疗：常用穴位有中脘、内关、足三里、胆俞、肝俞、脾俞、胃俞等，根据症状可配公孙、合谷、天枢、期门、气海、太冲、血海、阳陵泉、内庭等穴。

四、胰腺炎的护理

随着医学研究的深入和人口老龄化趋势的加剧，中老年人群的健康问题日益受到社会关注。胰腺炎作为中老年人常见的消化系统疾病之一，其治疗和护理显得尤为重要。

（一）疼痛管理

疼痛是中老年胰腺炎患者最常见的症状之一，严重影响患者的生活质量。因此，疼痛管理是中老年胰腺炎患者护理的核心内容之一。

（1）评估疼痛程度：采用合适的疼痛评估工具，如视觉模拟评分法（VAS）、面部表情疼痛量表等，定期评估患者的疼痛程度，为制订个性化的疼痛管理方案提供依据。

（2）非药物性镇痛措施：指导患者采取合适的体位，如屈膝侧卧位，以减轻胰腺受压和缓解疼痛。同时，可进行局部热敷或冷敷、按摩等物理疗法，以缓解肌肉紧张和疼痛。

（3）药物镇痛：根据疼痛程度和患者身体状况，选择合适的镇痛药物，如非甾体抗炎药、弱阿片类药物等。注意观察药物疗效及不良反应，及时调整用药方案。

（二）饮食护理

（1）禁食禁水：在胰腺炎急性期，患者应严格禁食禁水，以减轻胰腺负担，促进炎症消退。待病情稳定后，可逐渐恢复饮食。

（2）饮食结构调整：指导患者遵循低脂、高维生素、高膳食纤维的饮食原则，避免食用油腻、辛辣、刺激性食物。适当增加新鲜蔬果的摄入，保持饮食均衡。

（3）少量多餐：建议患者采用少量多餐的进食方式，以减轻胰腺负担，促进消化吸收。

（三）补液与营养支持

中老年胰腺炎患者常因呕吐、腹泻等症状导致体液失衡和营养不良，因此，补液与营养支持是患者康复的重要保障。

（1）补液：根据患者的体液失衡情况，给予适量的晶体液和胶体液补充，以维持水电解质平衡。同时，注意观察患者的尿量和血压变化，及时调整补液速度和补液量。

（2）营养支持：对于无法经口进食或进食量不足的患者，可给予肠内营养支持或肠外营养支持治疗。肠内营养支持有助于维持肠道黏膜屏障功能，降低感染风险；肠外营养支持则可为患者提供足够的热量和营养素，促进患者康复。

（四）用药护理

（1）用药指导：向患者及其家属详细解释药物的名称、作用、用法、用量及注意事项，确保患者正确用药。

（2） 药物不良反应观察：密切观察患者用药后的反应，一旦发现恶心、呕吐、皮疹等不良反应，应及时报告医生并采取相应的处理措施。

（3）药物配伍禁忌：注意药物的配伍禁忌，避免药物间的相互作用导致不良反应或药效降低。

（五）并发症的预防与处理

（1）预防休克：中老年胰腺炎患者易发生休克，护理人员应密切监测患者的生命体征，及时发现休克征象并报告医生处理。同时，护理人员还应协助医生进行扩容治疗、纠正酸中毒等，以预防休克的发生。

（2）预防多器官功能衰竭：中老年胰腺炎患者常伴有多器官功能衰竭的风险，护理人员应密切监测患者的生化指标和生命体征，及时发现异常情况并报告医生处理。同时，护理人员还应协助医生进行保肝、保肾、保心等治疗，以预防多器官功能衰竭的发生。

（3）假性囊肿的处理：中老年胰腺炎患者易形成假性囊肿，护理人员应密切观察患者的腹部体征和影像学检查结果，及时发现假性囊肿并报告医生处理。对于较大的假性囊肿，可采取穿刺引流或手术治疗等措施进行处理。

（六）心理护理

（1）倾听与沟通：耐心倾听患者的诉求和心声，积极与患者沟通交流，了解其心理需求和困扰。

（2）心理疏导与支持：针对患者的心理问题，进行针对性的心理疏导和支持，帮助患者缓解心理压力和焦虑情绪。

（3）家属参与：鼓励患者家属积极参与患者的护理工作，为患者提供情感支持和精神安慰。

（七）护理实践中的注意事项

（1）严格遵守无菌操作原则：在进行各种治疗和护理操作时，要严格遵守无菌操作原则，避免感染的发生。

（2）密切观察患者的生命体征：要密切观察患者的体温、脉搏、呼吸、血压等生命体征变化，及时处理异常情况。

（3）注意患者的体位变化：中老年胰腺炎患者在急性期需要采取合适的体位以减轻疼痛，但在病情稳定后也要适当变换体位，防止长期卧床导致的并发症。

（4）加强与医生的沟通协作：护士要与医生保持密切的沟通协作，及时反馈患者的病情变化和治疗效果，共同制订和调整治疗方案。

（5）尊重患者的意愿和选择：在护理过程中要尊重患者的意愿和选择，给予患者充分的自主权，鼓励患者积极参与自己的护理和治疗过程。

五、胰腺炎的康复指导

中老年胰腺炎患者在康复过程中需要长期的护理和康复指导。护理人员应根据患者的具体情况制订个性化的康复计划，为患者提供全面的康复指导。

1. 饮食指导

护理人员应向患者及家属讲解胰腺炎的饮食注意事项，指导患者选择低脂、高蛋白、高维生素的易消化食物，避免刺激性食物和酒精的摄入。同时，护理人员还应指导患者养成良好的饮食习惯，保持定时定量进食。

2. 运动指导

中老年胰腺炎患者在康复过程中需要进行适当运动锻炼，以增强身体素质和免疫力。护理人员应根据患者的具体情况制订个性化的运动计划，指导患者选择适合自己的运动方式和强度。同时，护理人员还应关注患者的运动安全，避免因运动不当而导致的意外损伤。

3. 生活习惯指导

护理人员应向患者及家属讲解胰腺炎的诱因和预防措施，指导患者养成良好的生活习惯，如戒烟限酒、规律作息、避免过度劳累等。同时，护理人员还应关注患者的心理变化，提供心理支持和安慰，帮助患者树立战胜疾病的信心。

第四节　上消化道出血的诊断与治疗

中老年人的生理功能逐渐衰退，胃黏膜保护能力下降，易受到各种因素的影响而发生上消化道出血。一旦发生上消化道出血，病情往往更为严重且复杂。因此，对中老年患者的上消化道出血进行及时、有效的紧急处理至关重要。

一、初步评估

在紧急处理中老年患者的上消化道出血时，首先需要进行初步评估与稳定。

（一）病情评估

医护人员需快速评估患者的病情，包括出血量、出血速度、出血原因等。评估时，应注意患者的意识状态、面色、脉搏、血压、呼吸等生命体征，以及有无呕血、黑便等典型临床表现。同时，还需了解患者的既往病史、用药史等信息，以便为后续治疗提供依据。

（二）生命体征稳定

在评估病情的同时，医护人员应迅速采取措施稳定患者的生命体征。对于出血量较大的患者，应立即给予吸氧、心电监护等措施，确保患者的呼吸、循环功能稳定。对于休克患者，需给予积极的抗休克治疗，包括补充血容量、应用血管活性药物等。

二、上消化道出血的紧急处理

在初步评估的基础上，医护人员需根据患者的具体情况采取相应的紧急处理措施。

（一）现场急救

（1）保持呼吸道通畅：将患者头偏向一侧，及时清除口腔内的呕吐物或分泌物，防止误吸和窒息。

（2）吸氧：给予患者吸氧，改善缺氧状态。

（3）监测生命体征：密切监测患者的呼吸、脉搏、血压、体温等生命体征，以及意识状态。

（4）建立静脉通道：迅速建立有效的静脉通道，以便快速补液、输血及给药。

（二）止血

止血是上消化道出血紧急处理的关键环节。医护人员应迅速判断出血部位，采取相应的止血措施。对于食管、胃底静脉曲张破裂出血的患者，可采用三腔二囊管压迫止血；对于非静脉曲张性出血，可给予药物止血或内镜下止血治疗。内镜下止血包括喷洒止血药、电凝止血、钛夹夹闭血管等方法。

（1）药物止血：给予患者止血药物，如质子泵抑制剂（PPI）、生长抑素等，以降低胃内酸度，减少出血。

（2）内镜下止血：对于出血部位明确的患者，可行内镜下止血治疗，如喷洒止血药、电凝止血等。

（3）血管介入止血：对于药物治疗无效、内镜下止血困难的患者，可行血管介入止血治疗，如选择性动脉栓塞术等。

（三）纠正酸碱失衡和电解质紊乱

上消化道出血常伴随酸碱失衡和电解质紊乱，医护人员需根据患者的实际情况给予相应的治疗。如给予碳酸氢钠纠正酸中毒，补充氯化钾纠正低钾血症等。

（四）药物与特殊治疗

在紧急处理过程中，医护人员还需根据患者的具体情况给予特殊治疗与药物。

1. 抑制胃酸分泌

给予质子泵抑制剂（PPI）等药物抑制胃酸分泌，降低胃内酸度，有助于止血和预防再出血。PPI 药物的剂量和用法应根据患者的具体情况而定。

2. 抗生素治疗

对于合并感染的患者，应给予抗生素治疗以控制感染。在选择抗生素时，应考虑患者的既往用药史、药物过敏史以及病原体检查结果等因素。

3. 补充血容量

对于出血量较大、血红蛋白明显降低、血压持续下降的患者，应及时补充血容量，以维持血压和心排血量在正常范围内。在补充血容量的过程中，应注意监测患者的尿量、血压、心率等指标，以避免因过量补液导致的心力衰竭或肺水肿等并发症。

（1）评估失血量：根据患者的临床表现、实验室检查等结果，评估患者的失血量，以便制订合理的补液计划。

（2）快速补液：给予患者晶体液、胶体液等快速补液，以补充血容量，纠正休克。

（3）输血治疗：对于血红蛋白明显降低、血压持续下降的患者，应给予输血治疗，以维持循环稳定。

三、上消化道出血的治疗

中老年患者的上消化道出血经过紧急处理后，患者的生命体征往往能够稳定，但后续治疗同样关键，它不仅关系到患者的康复质量，也直接影响患者的长期生存率。

（一）病情评估与监测

后续治疗的首要任务是进行准确的病情评估与监测。医护人员应密切关注患者的生命体征，包括呼吸、脉搏、血压、体温等，以及患者的精神状态、尿量等指标。同时，应定期复查患者的血常规、肝肾功能、电解质等指标，以及进行大便潜血试验等必要的实验室检查，以评估出血情况、监测治疗效果，及时发现并处理可能出现的并发症。

（二）一般治疗与护理

一般治疗与护理是后续治疗的基础。患者应卧床休息，避免剧烈运动和过度劳累，以减少出血风险。饮食方面，应遵循易消化、营养丰富、无刺激的原则，如给予患者温凉的流质或半流质饮食，避免粗糙、坚硬、辛辣等刺激性食物的摄入。同时，应做好患者的口腔护理和皮肤护理，保持床单位的清洁、干燥，预防感染。

（三）药物治疗

药物治疗在后续治疗中占有重要地位。根据患者的病情和病因选择合适的药物进行治疗。例如，对于消化性溃疡引起的出血，可给予 PPI 等药物抑制胃酸分泌，促进溃疡愈合；对于肝硬化引起的出血，可给予生长抑素等药物降低门静脉压力，减少出血风险。此外，还可根据患者的具体情况给予止血药、抗生素等药物进行辅助治疗。

（四）输血与补液

对于血红蛋白明显降低、血压持续下降的患者，应及时给予输血治疗以纠正贫血和休克状态。在输血过程中，应严格掌握输血指征和输血速度，避免过量输血引起的不良反应。同时，应根据患者的脱水情况和电解质平衡状态，给予适当的补液治疗以维持患者的循环稳定。

（五）内镜下治疗

内镜下治疗是近年来发展迅速的一种治疗方法，适用于非静脉曲张性上消化道出血患者。在内镜下，可以直观地观察到出血部位和病变情况，进而采取相应的治疗措施如喷洒止血药、电凝止血、钛夹夹闭血管等。内镜下治疗具有创伤小、恢复快、效果确切等优点。

（六）外科手术

对于药物治疗和内镜下治疗无效的患者，或者出血量大、病情危重的患者，应考虑外科手术治疗。外科手术包括胃大部切除术、肝门阻断术等，旨在通过手术干预达到止血的目的。然而，外科手术治疗具有创伤大、恢复慢、风险高等缺点，因此应严格掌握手术指征和手术时机。

四、上消化道出血的护理与康复

（1）密切观察病情：在患者住院期间，密切观察患者的病情变化，及时发现并处理可能出现的并发症。

（2）饮食护理：根据患者的病情和营养需求，制订合理的饮食计划，为患者提供营养丰富的饮食。

（3）心理护理：关注患者的心理状态，给予患者心理支持和安慰，帮助患者树立战胜疾病的信心。

（4）康复锻炼：在患者病情稳定后，指导患者进行适当的康复锻炼，以促进身体恢复。

第五节　消化内镜的诊断与治疗技术

一、消化内镜的基础知识

内镜是一种光学仪器，通过人体的自然腔道或手术切口进入体内，利用光学原理，对体腔内部进行检查、诊断和治疗。内镜技术是现代医学中一项非常重要的诊疗手段，具有微创、直观、准确、安全等特点。

内镜技术广泛应用于消化、呼吸、泌尿、妇科等多个医学领域。其中，消化内镜技术最为常见，包括胃镜、肠镜、十二指肠镜等，用于检查和治疗消化道疾病。呼吸内镜技术则用于呼吸系统疾病的检查和治疗，如支气管镜。此外，内镜技术还应用于泌尿系统疾病（如膀胱镜、输尿管镜）、妇科疾病（如宫腔镜）等多个领域。

根据进入体腔的途径和用途，内镜可以分为以下几类。

（1）硬管式内镜：结构稳定，适用于大腔道检查，如喉镜、支气管镜。

（2）纤维内镜：柔软可弯曲，适用于较细的腔道检查，如胃镜、肠镜。

（3）电子内镜：利用电子成像技术，图像质量更高，如电子胃镜、电子肠镜。

（4）超声内镜：结合超声技术，可实时显示腔道壁及其周围组织的结构和病变情况。

内镜的主要功能包括以下几点。

（1）检查功能：通过内镜观察体腔内部情况，发现病变。

（2）治疗功能：在内镜直视下进行手术操作，如活检、止血、息肉切除等。

（3）诊断功能：结合活检等技术，对病变进行定性诊断。

消化内镜的检查过程如下。

1. 术前准备

（1）签署同意书：患者在接受消化内镜检查前，应详细了解检查的目的、过程、风险及可能出现的并发症。在充分理解的基础上，患者需签署内镜检查同意书，表明同意进行该项检查并承担相应的风险。

（2）化验检查：根据患者情况，医生可能会要求患者进行血常规、凝血功能、肝肾功能、心电图等相关化验检查。这些检查有助于医生评估患者的健康状况，确保检查的安全性。

（3）病史询问：医生需详细询问患者的既往病史、家族史、药物过敏史等，以便了解患者的健康状况及风险因素。同时，医生还需了解患者近期的饮食、用药情况，以便为检查做好充分准备。

（4）心理调适：消化内镜检查可能会给患者带来一定的心理压力，造成紧张情绪，医生及护士应向患者解释检查的过程和目的，消除患者的疑虑和恐惧心理，使其保持放松状态。

（5）禁食禁水：根据检查类型（如胃镜、肠镜等）和医院规定，患者需要在术前一定时间内禁食禁水。禁食禁水时间因患者情况及检查类型而异，患者须严格遵医嘱执行。

（6）肠道准备：对于需要进行结肠镜检查的患者，术前需进行肠道准备。肠道准备主要包括口服泻药或灌肠，以清除肠道内的粪便和残留物，便于观察肠道黏膜情况。患者需按照医生的要求进行肠道准备。

（7）药物调整：患者在术前应告知医生正在使用的药物（包括处方药、非处方药、保健品等）。医生会根据患者使用的药物类型和剂量，决定是否需要在术前调整用药或停药，以确保检查的顺利进行和患者的安全。

（8）其他准备：根据患者情况和检查类型，医生可能会要求患者进行其他特殊准备，如穿着宽松舒适的衣服、摘除假牙或饰品等。患者应认真听取医生的指导和安排，并按照要求进行术前准备。

2. 消化内镜的检查步骤

（1）麻醉与润滑：根据患者情况和检查类型，选择合适的麻醉方式（如局部麻醉、静脉麻醉等）。在内镜插入前，对口腔、咽喉、食管等部位进行充分润滑，以减少患者的不适感。

（2）内镜插入：医生穿戴无菌手套，确保操作区域的清洁无菌。将内镜缓慢、轻柔地插入患者口腔或肛门，根据患者反应和内镜图像调整插入速度和角度。在内镜插入过程中，需注意观察患者的生命体征和反应，如有异常应及时处理。

（3）检查过程：按照先上后下、先左后右的顺序，逐一观察食管、胃、十二指肠或大肠等部位的黏膜情况。在检查过程中，需特别注意观察黏膜的色泽、形态、纹理等特征，以及有无溃疡、息肉、肿瘤等病变。对于发现的异常或可疑病变，应进行拍照、录像或活检等操作，以便后续诊断和治疗。

（4）病变发现与处理：如在检查过程中发现病变，需根据病变的性质和程度进行相应的处理。对于较小的良性病变，如息肉，可在内镜下直接切除；对于较大的良性病变或恶性病变，需进一步评估并制订治疗方案。在处理病变时，需确保操作轻柔、准确，避免对周围组织造成损伤。

（5）内镜取出：在完成检查后，需缓慢、轻柔地将内镜从患者体内取出。取出内镜后，需对患者进行检查区域的清洁和消毒处理，以防感染。

（6）术后观察：患者在完成检查后需留院观察一段时间，以确保无不适反应和并发症发生。在观察期间，需密切监测患者的生命体征和反应，如有异常应及时处理。同时，需向患者和家属解释检查结果及后续治疗方案，并告知注意事项和复诊时间。

3. 注意事项

（1）轻柔操作：在内镜操作过程中，应轻柔、缓慢地进镜和观察，避免对患者造成不必要的损伤。

（2）仔细观察：在观察消化道内部情况时，应仔细、全面地检查每个部位，不遗漏任何可疑病变。

（3）及时治疗：对于发现的病变，应及时进行相应的治疗操作，如活检、止血等。

（4）注意卫生：在操作过程中，应严格遵守无菌操作原则，避免交叉感染的发生。

4. 设备与辅助器械

消化内镜系统包括内镜、光源、显示器、图像处理系统等主要设备，以及活检钳、止血夹、扩张球囊等辅助器械。这些设备和器械的性能和质量对内镜检查的准确性和安全性至关重要。因此，在选择和使用这些设备和器械时，应注意其性能参数和质量标准，确保其符合临床使用要求。

5. 疾病表现

消化内镜在检查消化道疾病时，可以发现多种不同的病变表现。例如，在胃癌检查中，内镜可以发现胃黏膜的凹陷、隆起、溃疡等异常表现；在食管炎检查中，可以发现食管黏膜的充血、水肿、糜烂等病变；在肠息肉检查中，可以发现肠道黏膜上的息肉样隆起等病变。这些病变表现对于疾病的诊断和治疗具有重要的参考价值。

二、超声内镜在消化系统疾病中的应用

超声内镜检查术（EUS）是一种结合了内镜和超声技术的诊断工具，广泛应用于消化系统疾病的诊断和治疗。它不仅能够提供高分辨率的消化道内图像，还能通过超声波成像技术观察周围组织和器官的情况，提供更全面的诊断信息。

（一）EUS 的优势

EUS 作为一种结合了内镜和超声技术的先进诊断工具，具有多方面的优势，从而在消化系统疾病的诊断和治疗中得到广泛应用。

1. 高分辨率成像

（1）细致观察：超声内镜能够提供高分辨率的消化道内图像，允许医生细致观察黏膜和亚黏膜层的变化，发现早期和微小病变。

（2）全面评估：相较于传统影像学检查，EUS 能更清晰地显示消化道壁层结构，有助于全面评估病变的具体情况。

2. 多维成像

（1）消化道内外多维度成像：超声内镜不仅可以显示消化道内的病变，还能通过超声波成像技术观察消化道周围的组织和器官，如淋巴结、胰腺、胆管等，提供更加全面的诊断信息。

（2）立体影像：EUS 能够生成立体影像，使医生可以多角度查看病变，准确评估病变位置和范围。

3. 实时诊断和治疗

（1）实时引导下操作：在超声内镜的引导下，可以实时进行细针穿刺活检（EUS-FNA）、囊肿引流、支架放置等操作，减少了手术创伤和风险。

（2）及时治疗：EUS 可以在发现问题的同时，立即进行必要的治疗操作，提高了治疗效率。

4. 微创性

（1）减少创伤：通过内镜进行操作，避免了开腹手术，减少了患者的创伤和恢复时间。

（2）降低并发症风险：微创操作降低了术后感染和其他并发症的风险，提高了手术安全性。

5. 高效诊断

（1）诊断准确性高：EUS 能够精确评估消化系统的各种病变，如肿瘤的浸润深度、淋巴结的受累情况等，提高了疾病诊断的准确性。

（2）早期发现：高分辨率成像技术使得 EUS 能够发现早期病变，有助于早期干预和治疗，提高治愈率。

6. 应用广泛

（1）多种疾病的诊断和治疗：EUS 广泛应用于食管癌、胃癌、胰腺癌、胆管结石、胆管狭窄、慢性胰腺炎等多种消化系统疾病的诊断和治疗。

（2）综合评估：EUS 可以与其他诊断方法（如 CT、MRI）联合使用，提供综合评估，提高整体诊断效果。

7. 个性化治疗

（1）制订个性化治疗方案：根据 EUS 的详细评估结果，可以为患者制订个性化的治疗方案，提高治疗效果。

（2）监测和调整：在治疗过程中，通过 EUS 可以实时监测治疗效果，及时调整治疗策略，确保最佳治疗效果。

（二）EUS 在消化系统疾病中的应用

1. 消化道肿瘤的诊断和分期

（1）食管癌和胃癌：通过 EUS 可以评估肿瘤的大小、浸润深度和淋巴结受累情况，有助于确定肿瘤的临床分期，为治疗方案的制订提供重要参考。

（2）胰腺癌：EUS 可以准确定位胰腺肿瘤，评估其与周围血管的关系，帮助确定是否可以进行手术切除。

2. 良性病变的诊断

（1）胰腺囊肿：EUS 可以区分胰腺囊肿的性质，如是否为良性囊肿、假性囊肿或黏液性囊腺瘤等。

（2）胆管结石和胆管狭窄：通过 EUS 可以准确诊断胆管结石的大小和位置，以及胆管狭窄的原因，指导后续治疗。

3. 介入治疗

EUS 引导下细针穿刺活检（EUS-FNA）是在超声内镜引导下进行细针穿刺，获取病变组织样本进行病理检查，是一种微创的诊断方法。

（1）囊肿引流：对于胰腺假性囊肿或其他类型的囊肿，EUS 可以引导内镜下进行囊肿引流，减轻患者症状。

（2）放置支架：对于消化道狭窄或胆管梗阻，EUS 可以引导支架放置，改善梗阻情况。

4. 评估和管理慢性疾病

（1）慢性胰腺炎：通过 EUS 可以观察胰腺的结构变化，评估慢性胰腺炎的严重程度，并监测病情进展。

（2）肝硬化和门静脉高压：EUS 可以评估肝硬化引起的门静脉高压，帮助识别食管和胃静脉曲张，指导防治策略。

（三）EUS 应用案例

案例一：胰腺癌的早期诊断和治疗

中年男性患者，出现上腹部疼痛和体重下降的症状。

（1）传统检查：CT 扫描未能明确发现病变，需进一步检查。

（2）EUS 检查：通过 EUS 检查发现胰腺尾部存在小肿块，超声成像显示肿块与周围组织界限清晰，但难以通过常规检查确诊。

（3）检查操作：在 EUS 引导下进行细针穿刺活检，获取肿块组织样本进行病理检查。

（4）结果：病理结果确诊为胰腺癌，随后患者进行了及时的手术切除。

（5）临床意义：EUS 在早期发现胰腺癌及其确诊方面发挥了关键作用，确保患者得到及时治疗，以便改善预后。

案例二：胆管结石的诊断和治疗

中年女性患者，反复出现胆管炎症状，伴有黄疸和右上腹痛。

（1）传统检查：超声和 CT 检查提示胆管扩张，但未能明确显示结石的位置和大小。

（2）EUS 检查：通过 EUS 检查，准确定位胆管内多个小结石，并发现胆管下端有狭窄。

（3）治疗操作：在 EUS 引导下进行内镜取石操作，并放置胆管支架以解除狭窄，改善胆汁引流。

（4）结果：患者术后症状明显缓解，随访检查显示胆管引流通畅，无复发。

（5）临床意义：EUS 在诊断胆管结石和狭窄方面提供了精准的影像信息，并通过微创操作解决了问题，减少了手术创伤和风险。

案例三：胃肿瘤的分期和评估

老年男性患者，因消化不良和体重减轻就诊，胃镜检查发现胃内有肿瘤。

（1）传统检查：CT和MRI未能准确评估肿瘤浸润深度和淋巴结受累情况。

（2）EUS检查：通过EUS检查，评估胃肿瘤的大小、浸润深度及周围淋巴结的情况，提供了详细的肿瘤分期信息。

（3）结果：EUS评估结果显示肿瘤为T2期，伴有淋巴结转移，随后患者接受了辅助化疗和手术治疗。

（4）临床意义：EUS在胃肿瘤分期和评估中的应用，使得治疗方案更加精准和个性化，提高了治疗效果。

案例四：慢性胰腺炎的评估和管理

中年男性患者，长期饮酒史，出现反复的上腹部疼痛和消化不良症状。

（1）传统检查：CT和MRI提示胰腺结构不清，但未能明确诊断慢性胰腺炎的严重程度。

（2）EUS检查：通过EUS检查，观察到胰腺实质回声不均匀，胰管扩张，局部钙化及假性囊肿。

（3）结果：EUS评估结果确诊为慢性胰腺炎，并发现假性囊肿，随后进行了内镜下引流。

（4）临床意义：EUS在评估慢性胰腺炎及其并发症方面提供了详细的信息，帮助制订合理的治疗和管理方案。

案例五：食管静脉曲张的评估和治疗

老年肝硬化患者，因呕血入院，怀疑存在食管静脉曲张。

（1）传统检查：胃镜检查发现食管静脉曲张，但未能全面评估门静脉高压程度。

（2）EUS检查：通过EUS检查，评估门静脉和脾静脉的直径及血流情况，确认存在严重门静脉高压和食管静脉曲张。

（3）治疗操作：在 EUS 引导下进行内镜下食管静脉曲张结扎术，预防再次出血。

（4）结果：术后患者症状缓解，随访检查显示静脉曲张得到控制，未再发生出血。

（5）临床意义：EUS 在评估和治疗食管静脉曲张及门静脉高压方面提供了准确的信息和有效的治疗手段。

三、内镜下治疗技术

内镜技术除了广泛应用于多种消化道疾病的诊断，还可用于治疗，包括止血、息肉切除与肿瘤挖除等。

（一）内镜下止血术

内镜下止血术是针对消化道出血患者的一种重要治疗手段。内镜下止血术是内镜下治疗消化道出血方法的统称，广泛应用于临床。它通过内镜直接观察出血部位，并采用相应的止血技术实现快速止血。

1. 常用方法

（1）局部喷洒止血剂：通过内镜找到出血点后，使用塑料导管向出血部位喷洒止血药物。常用药物包括 5% ~ 10% 孟氏液（碱式硫酸铁溶液）、注射用凝血酶 1 单位或凝血酶 2000 单位、4 ~ 8 mg/dL 去甲肾上腺素溶液等。

（2）局部注射药物止血：自内镜活检孔道送入注射针，将硬化剂 / 组织黏合剂或肾上腺素注射于出血病灶。每一病灶周围黏膜下注射 4 ~ 6 点，视病灶大小每点注入 1.0 ~ 2.0 mL，总量 6 ~ 20 mL。

（3）高频电凝止血：清除血凝块后，调试高频电发生器的电凝电流强度，一般调在 3 ~ 4 挡。使用球形电极与病灶接触，立即通电，直至黏膜面发白、冒烟、出血停止。

（4）激光（氩离子束凝固）止血：导入光纤，瞄准出血灶，设定氩离子激光需 6 ~ 9 W，Nd: YAG 激光需 40W。光纤输出端距离病灶 0.5 ~ 1.0 cm，激光发射角度 70° ~ 80°，每次脉冲时间 3 ~ 5 s。

（5）其他方法：包括微波、止血夹、血管套扎等。

2. 麻醉方式及术前准备

（1）麻醉方式：术前肌注山莨菪碱或阿托品，并可能使用全身麻醉或咽部表面麻醉。

（2）术前准备：术前至少禁食 6 h，检查血常规、出凝血时间、凝血酶原时间及心电图等，并了解患者病史、体征及可能的出血病因。

3. 适应证与禁忌证

（1）适应证：除禁忌证外，各种原因导致的消化道出血。

（2）禁忌证：急性上呼吸道感染、严重咽喉炎、未能控制的高血压和心力衰竭、严重呼吸功能不全等。

4. 注意事项

（1）操作需由经验丰富的医生进行，确保准确判断出血点和选择合适的止血方法。

（2）术中需密切观察患者反应，及时处理并发症。

（3）术后需密切观察患者病情变化，如有异常及时处理。

（二）内镜下息肉切除术

内镜下息肉切除术是指在内镜直视下，利用高频电流产生的热效应或其他专用器械，将消化道息肉切除的一种手术方法。该技术适用于多种类型的息肉，具有创伤小、恢复快、安全性高等优点。

1. 适用范围

（1）直径较小、有蒂的息肉：内镜下息肉电切除术尤其适用于此类息肉，可直接通过高频电流产生的热效应切除息肉。

（2）直径较小、无蒂的息肉：可采用活检钳息肉切除术，适用于直径小于0.5 cm的息肉。

（3）扁平息肉：对于直径小于2 cm的扁平息肉，可采用内镜下黏膜切除术（EMR）。

（4）较大息肉：对于直径大于2 cm的息肉，尤其是平坦息肉，可采用内镜下黏膜剥离术（ESD）。

2. 手术方法

（1）内镜下息肉电切除术：①常规内镜检查，明确息肉位置、大小及形态。②充分暴露息肉，通过牵拉息肉使其离开肠黏膜。③有蒂息肉直接电切除蒂部较短的息肉；蒂部较长者，尽可能保留残蒂1 cm左右的长度，提拉切除；蒂部粗短者，先用尼龙绳圈套结扎或金属夹夹闭阻断息肉血供后，再行电切除。无蒂息肉在息肉基底部稍上方行圈套电切或在息肉基底部黏膜下注射生理盐水，形成液体垫，再行电切除。

（2）活检钳息肉切除术：①常规内镜检查，发现息肉。②通过结肠镜插入一个带电的高频电凝（PSD）活检钳，夹住息肉。③通电后利用热能产生的热量将息肉切除。

（3）EMR：包括透明帽法切除术、黏膜下注射切除术、分片内镜黏膜切除术等多种方法。主要适用于扁平息肉，通过注射生理盐水等方式使息肉与黏膜层分离，再行切除。

（4）ESD：适用于直径大于2 cm的息肉，尤其是平坦息肉。在内镜直视下，先注射适量生理盐水至黏膜下层，形成液体垫，然后用高频电刀或激光刀在黏膜下层逐渐剥离，完整切除息肉。

3. 术前准备

（1）心理准备：消除患者紧张情绪，取得患者配合。

（2）身体准备：包括胃肠道准备、预防感染、服用去泡剂等。

（3）特殊患者准备：如营养不良、高血压、心脏病等患者须进行特殊准备。

4. 注意事项

（1）操作需谨慎，避免损伤正常组织。

（2）术后需密切观察患者情况，如有出血等并发症应及时处理。

（3）根据息肉的大小、位置和性质选择合适的切除方法。

（三）内镜黏膜下肿瘤挖除术（ESE）

ESE 是一种先进的内镜治疗技术，旨在在内镜直视下完整挖除消化道黏膜下肿瘤。通过高频电刀、激光刀等设备，医生可以在保证患者安全的前提下，精确、完整地切除肿瘤，减少患者的创伤和术后恢复时间。

1. 适用范围

内镜黏膜下肿瘤挖除术主要适用于消化道黏膜下肿瘤，尤其是 3 cm × 3 cm 以下的良性肿瘤，如平滑肌瘤、脂肪瘤、神经内分泌肿瘤等。此外，对于部分早期恶性肿瘤，如局限于黏膜层或黏膜下层的胃癌、食管癌等，ESE 也可作为一种有效的治疗手段。

2. 技术特点

（1）微创性：相比传统开放手术，ESE 具有创伤小、恢复快的特点。

（2）完整性：ESE 能够完整挖除肿瘤，降低肿瘤复发的风险。

（3）安全性：在内镜直视下操作，医生能够准确判断肿瘤位置和范围，避免损伤正常组织。

3. 操作难度

ESE 操作难度较大，需要医生具备丰富的内镜操作经验和精湛的切割技术。在手术过程中，医生需要不断调整内镜位置和角度，确保切割范围准确、完整。此外，对于术中可能出现的出血、穿孔等并发症，医生也需要具备相应的处理能力。

4. 手术过程

（1）术前准备：患者需进行常规检查和术前评估，包括心电图、血常规、凝血功能等。术前还需进行胃肠道准备，如禁食、清洁肠道等。

（2）内镜检查：在全身麻醉下，通过内镜观察肿瘤位置、大小、形态等，确定手术方案。

（3）注射液体垫：在肿瘤基底部注射适量生理盐水或透明质酸钠等液体，形成液体垫，以便于后续剥离操作。

（4）剥离肿瘤：使用高频电刀或激光刀等设备，在黏膜下层逐步剥离肿瘤。在剥离过程中，需保持操作轻柔、准确，避免损伤正常组织。

（5）止血处理：在剥离过程中，如出现出血现象，需及时使用止血夹、止血药等进行处理。

（6）创面处理：完成剥离后，对创面进行仔细检查和处理，确保无残留肿瘤组织和出血现象。

5. 优势与风险

（1）优势：①微创性：减少患者痛苦和术后恢复时间。②完整性：降低肿瘤复发风险。③安全性：准确判断肿瘤位置和范围，避免损伤正常组织。

（2）风险：①出血：剥离过程中可能出现出血现象，需及时处理。②穿孔：剥离过程中可能导致消化道穿孔，需紧急处理。③残留肿瘤：部分肿瘤可能无法完整挖除，存在复发风险。

6. 术后康复

术后患者需禁食一段时间，待胃肠功能恢复后逐渐过渡到正常饮食。在恢复期间，患者需注意观察自身症状，如出现腹痛、呕吐、发热等不适，需及时就医。此外，术后还需定期进行复查和随访，以确保病情稳定并预防复发。

7. 应用案例

患者，男性，58 岁，因体检发现胃底黏膜下肿物就诊。患者无明显不适症状，食欲及体重均正常。经胃镜检查及病理活检，初步诊断为胃底平滑肌瘤，大小约 2.5 cm × 2.0 cm，建议行 ESE 治疗。

（1）术前评估：①患者血常规、生化检查、凝血功能、心电图等均未见异常。②胃镜检查详细观察胃底肿物，表面光滑，边界清晰，无溃疡及出血表现。③病理活检证实为胃底平滑肌瘤，未见恶性征象。

（2）手术过程：①术前禁食、清洁肠道，签署手术同意书，做好患者心理疏导。②手术在全身麻醉下进行，通过胃镜观察肿物位置、大小及形态。③在肿物基底部注射适量生理盐水形成液体垫，以便于后续剥离操作。④使用高频电刀在黏膜下层逐步剥离肿瘤，保持操作轻柔、准确，避免损伤正常组织。剥离过程中出现少量出血，及时使用止血夹、止血药等进行处理后止血成功。手术时间约 2 小时。

（3）手术设备：①胃镜。用于观察肿物位置、大小及形态。②高频电刀。用于在黏膜下层剥离肿瘤。③止血夹、止血药。用于处理剥离过程中的出血现象。④ 吸引器、冲洗器等辅助设备。用于保持手术视野清晰。

（4）手术挑战：①肿瘤位置较深，剥离难度大，需准确掌握剥离层次和深度。②剥离过程中易出现出血现象，需迅速采取有效措施进行止血。③术中需保持操作轻柔、准确，避免损伤正常组织。

（5）术后情况：患者术后生命体征平稳，无腹痛、呕吐等不适症状。术后第二天开始进食流质饮食，并逐渐过渡到正常饮食。

（6）病理结果：术后病理证实为胃底平滑肌瘤，肿瘤完整挖除，切缘未见肿瘤残留。

（7）随访：术后 1 个月、3 个月、6 个月分别进行胃镜复查，未见肿瘤复发及并发症。

（8）总结与启示：本例 ESE 治疗胃底平滑肌瘤取得了良好效果，体现了 ESE 技术在消化道肿瘤治疗中的优势。通过术前详细评估、术中精细操作及术后密切观察与随访，确保了手术的安全性和有效性。本案例的启示如下：①对于消化道黏膜下肿瘤，ESE 技术具有创伤小、恢复快、安全性高等优点，值得临床推广应用。②术前需对患者进行充分评估，了解肿瘤的位置、大小、形态及病理类型等信息，为手术方案的制订提供依据。③术中需保持操作轻柔、准确，避免损伤正常组织。同时，对可能出现的并发症进行预见性处理，确保手术顺利进行。④术后需对患者进行密切观察与随访，及时发现并处理并发症，确保患者康复顺利。

第三章

内分泌及代谢性疾病的诊断与治疗

第一节　糖尿病的诊疗与管理

糖尿病是一种以高血糖为特征的慢性代谢性疾病，主要是由于胰岛素分泌不足或作用障碍导致。糖尿病可分为多种类型，包括 1 型糖尿病、2 型糖尿病、妊娠糖尿病和其他特殊类型糖尿病。其中，2 型糖尿病在中老年人群中最为常见。长期的高血糖状态会对全身多个器官和系统造成损害，引发多种并发症，严重影响患者的生活质量。因此，对中老年糖尿病患者的诊疗与管理显得尤为重要。

一、糖尿病的诊断

1. 临床表现

糖尿病的典型症状包括多饮、多食、多尿和体重减轻（即“三多一少”）。但许多患者可能无明显症状，仅在体检或检查其他疾病时发现血糖升高。

2. 实验室检查

空腹血糖（FPG）：正常值为 3.9 ～ 6.1 mmol/L，若 FPG ≥ 7.0 mmol/L，则考虑为糖尿病。

餐后 2 小时血糖（2hPG）：正常值为 <7.8 mmol/L，若 2hPG ≥ 11.1 mmol/L，也考虑为糖尿病。

糖化血红蛋白（HbA1c）：反映过去 2 ~ 3 个月的血糖平均水平，对诊断糖尿病有辅助价值。

口服葡萄糖耐量试验（OGTT）：对于疑似糖尿病患者，可通过 OGTT 进一步明确诊断。

在诊断糖尿病时，还需考虑患者的年龄、性别、体重、家族史等因素，以及排除其他可能导致血糖升高的疾病，如甲状腺功能亢进、库欣综合征等。

二、糖尿病的治疗

（一）药物治疗

1. 口服降糖药

中老年糖尿病患者可根据病情选择合适的口服降糖药进行治疗。常见的口服降糖药包括双胍类、磺脲类、格列奈类、α- 葡萄糖苷酶抑制剂等。在选择药物时，应充分考虑患者的肝肾功能、心血管情况等因素，避免药物相互作用和不良反应。

2. 胰岛素治疗

对于口服药物控制不佳的中老年糖尿病患者，可考虑使用胰岛素进行治疗。胰岛素治疗应遵循个体化原则，根据患者的血糖水平、胰岛功能等因素制订治疗方案。在使用胰岛素过程中，应密切监测患者的血糖变化，避免低血糖和高血糖的发生。

（二）非药物治疗

1. 饮食治疗

糖尿病患者的饮食应以低糖、低脂、高膳食纤维为原则，合理控制总热量摄入，避免暴饮暴食。同时，应注意均衡营养，保证身体所需的各种营养素。

2. 运动治疗

适当的运动可改善胰岛素敏感性，降低血糖水平。患者应选择适合自己的运动方式和强度，如散步、慢跑、游泳等，并长期坚持。

（三）中医治疗

1. 辨证论治

（1）痰热互结

证候：胸闷脘痞，形体肥胖，心烦口苦，口渴喜冷饮，大便干结；舌质红，苔黄腻，脉弦滑。

治法：清热化痰。

代表方剂：小陷胸汤：黄连、半夏、瓜蒌（实大者）。主治痰热互结之小结胸病。

（2）阴虚火旺

证候：五心烦热，急躁易怒，口干口渴，失眠多梦，小便短赤，大便干；舌红少苔，脉虚细数。

治法：滋阴清热。

代表方剂：知柏地黄丸：知母、黄柏、熟地黄、山茱萸（制）、山药、牡丹皮、茯苓、泽泻。有滋阴降火的功效，治疗阴虚火旺证。

（3）气阴两虚

证候：消瘦，疲乏无力，易汗出，心悸失眠；舌红少津，苔薄白或少苔，脉虚细数。

治法：益气养阴。

代表方剂：生脉散：人参、五味子、麦冬。有益气养阴、生脉敛汗的功效，治疗气阴不足之虚热盗汗、气短口干。

（4）脾虚湿盛

证候：胸闷脘痞，食后腹胀，形体肥胖，倦怠乏力，大便黏腻不爽；舌红，苔黄腻，脉滑数。

治法：健脾益气，清热利湿。

代表方剂：半夏泻心汤：半夏、黄芩、黄连、人参、干姜、炙甘草、大枣。有化湿清热、消痞散结的功效。

2. 其他疗法

（1）针灸：常用穴位有脾俞、胃俞、三阴交、足三里、中脘、关元、天枢等，可根据临床症状配伍风池、曲池、太渊、太冲、少府、内庭、肾俞、血海等。

（2）养生气功：运动锻炼有助于控制血糖、降低心血管并发症发生风险。糖尿病患者规律进行八段锦、太极拳等养生气功锻炼有助于更好地控制血糖水平，减少并发症的发生。养生气功的锻炼应在专业指导下进行，循序渐进，长期坚持，才能够获得较好的病情控制效果。

三、糖尿病的综合管理策略

1. 病情评估

病情评估是糖尿病管理的基础，包括了解患者的病史、家族史、生活方式、并发症情况等。对于中老年糖尿病患者，除了关注血糖水平外，还应关注心血管、肾脏、眼部等靶器官的健康状况。通过定期的身体检查，如血压、血脂、尿常规、肾功能、眼底检查等，全面了解患者的健康状况，为制订个性化的管理策略提供依据。

2. 饮食管理

饮食管理在糖尿病治疗中占有重要地位。对于中老年糖尿病患者，应遵循低糖、低脂、高膳食纤维的饮食原则，合理安排饮食结构。建议增加蔬菜、水果、全谷类等富含膳食纤维的食物摄入，减少高脂肪、高热量、高糖分的食物摄入。同时，注意控制总热量摄入，避免暴饮暴食。合理的饮食管理可以帮助患者稳定血糖水平，减少并发症的发生。

3. 运动锻炼

适当的运动可以提高人体代谢率，促进葡萄糖的利用和储存，有助于降低血糖水平。建议中老年糖尿病患者选择适合自己的运动方式，如散步、慢跑、打太极拳等，每周至少进行150分钟的中等强度有氧运动。同时，注意运动时的安全，避免因运动过量或不当导致身体损伤。

4. 血糖监测

通过定期监测血糖水平，可以及时了解患者的血糖控制情况，为调整治疗方案提供依据。对于中老年糖尿病患者来说，建议每天至少测量一次空腹血糖和餐后血糖。在测量血糖时，应注意操作规范，确保数据的准确性。同时，根据血糖监测结果及时调整饮食、运动和药物治疗方案，以实现良好的血糖控制。

5. 并发症预防

对于中老年糖尿病患者来说，应特别关注心血管、肾脏、眼部等靶器官的健康状况，通过控制血糖、血压、血脂等危险因素，减少并发症的发生。同时，应定期进行身体检查，及时发现并治疗潜在的并发症风险。

（1）心血管疾病：中老年糖尿病患者常伴有心血管疾病的风险。因此，在治疗过程中应加强对心血管疾病的预防和管理，包括控制血压、调节血脂、戒烟限酒等。

（2）眼部并发症：中老年糖尿病患者易发生眼部并发症，如糖尿病视网膜病变等。应定期进行眼科检查，及时发现并治疗眼部病变。

（3）足部并发症：中老年糖尿病患者易发生足部并发症，如糖尿病足等。应加强对足部的保护和护理，避免外伤和感染的发生。

6. 健康教育

健康教育可以提高中老年糖尿病患者对疾病的认知和自我管理能力，帮助其更好地控制病情。健康教育内容包括糖尿病的基本知识、饮食管理、运动锻炼、药物治疗、血糖监测、并发症预防等。在健康教育过程中，应关注患者的需求和反馈，提供个性化的指导和服务。同时，鼓励患者参与自我管理过程，提高治疗效果和生活质量。

四、糖尿病的心理护理

1. 中老年糖尿病患者心理特征

（1）焦虑与抑郁：由于疾病的长期困扰、治疗效果的不稳定及生活方式的改变，患者常常感到焦虑不安和情绪低落。

（2）自我认同危机：患者可能面临身体功能下降、社会角色转变等问题，导致自我认同危机。

（3）孤独感：由于疾病的影响，患者可能需要减少社交活动，导致孤独感增加。

（4）应对困难：面对疾病的挑战，患者可能感到应对困难，缺乏自信和动力。

2. 心理护理措施

（1）建立良好的医患关系：医生应关心患者，耐心倾听患者的需求和困扰，为患者提供个性化的治疗方案。

（2）提供心理支持：护理人员应关注患者的情绪变化，及时给予心理支持和安慰，帮助患者树立战胜疾病的信心。

（3）开展心理健康教育：通过讲座、宣传册等方式，向患者普及糖尿病的相关知识，提高患者的自我认知和自我管理能力。

（4）鼓励患者参与社交活动：组织各种形式的社交活动，帮助患者扩大社交圈子，减轻孤独感。

（5）家庭与社区护理：家庭成员应关心患者的身体健康和心理健康，积极参与患者的治疗和管理过程。社区可以组织各种形式的健康教育和支持活动，为患者提供全方位的帮助和支持。同时，社区医疗机构应加强对中老年糖尿病患者的监测和管理，及时发现并处理患者的健康问题。

（6）专业心理干预：医护人员应关注患者的心理状态，及时进行心理疏导和支持性心理治疗。对于存在严重心理问题的中老年糖尿病患者，应及时进行专业的心理干预。心理干预可以采取心理咨询、心理治疗等方式，帮助患者解决心理问题，提高自我认知和自我管理能力。在心理干预过程中，应注重患者的个体差异和需求，制订个性化的干预方案。

第二节　甲状腺疾病的诊断与治疗

甲状腺作为人体内分泌系统的重要器官，负责分泌甲状腺激素，调节人体的生长发育、新陈代谢和能量消耗。而中老年人面临更多的甲状腺健康问题。

一、甲状腺疾病的基础知识

甲状腺位于人体颈部，形状像一只蝴蝶，由左右两个侧叶和中间的峡部组成。它主要分泌四碘甲状腺原酸（T4）和三碘甲状腺原氨酸（T3）两种甲状腺激素。这些激素对于人体的新陈代谢、生长发育、体温调节等生理功能具有关键性的调节作用。中老年人群的内分泌系统逐渐衰退，甲状腺功能也相应受到影响。此外，中老年人群还常常伴随其他慢性疾病，如心血管疾病、糖尿病等，这些疾病与甲状腺疾病之间存在相互影响的关系。因此，中老年人群更容易出现甲状腺疾病，且病情往往更为复杂。

中老年甲状腺疾病的风险因素包括年龄、性别、遗传、环境、生活方式等多种因素。甲状腺功能逐渐衰退，患甲状腺疾病的风险也随之增加。女性由于内分泌系统的特殊性，更容易受到甲状腺疾病的影响。遗传因素在甲状腺疾病的发生中也起着重要作用。此外，环境因素如碘摄入不足或过量、放射线暴露等也可能增加患甲状腺疾病的风险。不良的生活方式如长期熬夜、精神压力过大等也可能对甲状腺功能产生不良影响。

甲状腺疾病主要可分以下几类。

（1）甲状腺功能亢进症（简称“甲亢”）：由于甲状腺激素分泌过多，导致机体代谢亢进和交感神经兴奋，引起心悸、出汗、进食和便次增多，以及体重减少的症状。多数患者还常常同时有突眼、眼睑水肿、视力减退等症状。

（2）甲状腺功能减退症（简称“甲减”）：由于甲状腺激素合成及分泌减少，或其生理效应不足，导致机体代谢降低的一种疾病。按其病因分为原发性甲减、继发性甲减及周围性甲减等 3 类。

（3）甲状腺结节：甲状腺内出现的一个或多个结构异常的团块。大多数甲状腺结节并不严重，也不会引起任何症状。然而有些结节可能是癌性的或具有癌变风险。

（4）甲状腺炎：由于感染、自身免疫或其他因素导致的甲状腺炎症性疾病。常见的有亚急性甲状腺炎、慢性淋巴细胞性甲状腺炎等。

（5）甲状腺癌：甲状腺组织中的恶性肿瘤。虽然甲状腺癌的发病率相对较低，但也需要引起足够的重视。

二、甲状腺疾病的诊断

（一）常见症状

中老年甲状腺疾病的症状多种多样，甲减患者常表现为疲劳、怕冷、体重增加、皮肤干燥等；甲亢患者则可能出现心悸、多汗、体重减轻、焦虑等症状。此外，甲状腺结节患者可能会在颈部摸到肿块，而甲状腺癌患者则可能出现吞咽困难、声音嘶哑等症状。

中老年甲状腺疾病的症状可能因个体差异而有所不同，但通常包括以下几个方面。

（1）代谢异常：甲状腺疾病会直接影响身体的新陈代谢。甲亢患者可能出现体重减轻、食欲亢进、多汗、心悸等症状；而甲减患者则可能表现为体重增加、乏力、畏寒、皮肤干燥等。

（2）颈部异常：甲状腺肿大是中老年人群常见的甲状腺疾病症状之一。患者可能在颈部前方触摸到肿大的甲状腺，有时还伴有颈部疼痛或压迫感。

（3）神经精神症状：甲状腺激素的变化可能影响患者的神经系统和精神状态。甲亢患者可能出现焦虑、易怒、失眠等症状，而甲减患者则可能表现为抑郁、记忆力减退、嗜睡等。

（二）诊断方法

（1）病史询问：医生会详细询问患者的症状、病史和家族史等信息，以了解患者的整体状况。

（2）体格检查：医生会对患者的颈部进行触诊，检查甲状腺的大小、质地和有无结节等。甲亢患者常有突眼征。

（3）实验室检查：甲状腺功能检查是诊断甲状腺疾病的重要方法，包括测定血清中 T3、T4 及促甲状腺激素（TSH）等指标。此外，还可以进行甲状腺抗体检测以辅助诊断。

（4）影像学检查：超声检查是评估甲状腺结节性质的首选方法。对于疑似甲状腺癌患者，可以进行 CT 或 MRI 等进一步检查。

三、甲状腺疾病的治疗

（一）一般治疗

甲状腺疾病的一般治疗包括调整生活习惯，规律睡眠，注意休息，合理锻炼，补充足够热量和营养，包括糖、蛋白质和 B 族维生素。此外，对于存在心悸、失眠等并发症的患者可考虑予以相应的对症治疗。

（二）药物治疗

甲状腺功能亢进的治疗药物主要包括抗甲状腺药物（如甲巯咪唑、丙硫氧嘧啶等）、β 受体阻滞剂（如美托洛尔、阿替洛尔等）等。中老年人群在使用抗甲状腺药物时需注意药物不良反应，如肝功能损害、白细胞减少等。

甲状腺功能减退主要使用甲状腺激素替代治疗，如左甲状腺素钠片等。中老年人群在使用甲状腺激素替代治疗时需注意剂量调整，避免过量或不足。

（三）放射性碘治疗

放射性碘治疗长期作为成人甲亢的首选治疗方法，具有确切的效果和较好的安全性。多数中老年甲亢患者适宜行放射性碘治疗，但仍需注意该疗法的禁忌证。这种方法通过口服放射性碘剂，破坏甲状腺组织，减少甲状腺激素的合成和分泌。中老年人群在使用放射性碘治疗时需注意其潜在的不良反应，如甲状腺功能减退是其最常见的并发症。发生甲减后，用激素替代疗法可使患者的甲状腺功能维持正常。

（四）手术治疗

1. 甲状腺结节的手术治疗

对于疑似恶性的甲状腺结节或结节体积较大、压迫症状明显的患者，需进行手术治疗。手术方式包括甲状腺部分切除术、甲状腺次全切除术以及甲状腺全切除术等。

2. 甲状腺癌的手术治疗

甲状腺癌的手术治疗原则为彻底切除肿瘤组织并保留足够的正常甲状腺组织。手术方式包括甲状腺腺叶切除术、甲状腺全切除术及颈部淋巴结清扫术等。中老年人群在手术治疗时需充分考虑患者的身体状况和手术风险。

四、甲状腺疾病的预防与保健

为了降低中老年甲状腺疾病的发生率，可以从以下几个方面进行预防与保健。

（1）保持健康的生活方式：保持规律的作息，避免熬夜和过度劳累，保证充足的睡眠和休息；合理调整饮食结构，保证营养均衡，避免过多摄入含碘食物；根据自身情况选择适当的运动方式进行体育锻炼，增强身体免疫力。

（2）心理调适：积极面对疾病，保持乐观的心态和良好的心理状态。

（3）控制环境因素：避免长时间暴露在放射线下；注意碘的摄入量，保持合理的碘摄入水平。

（4）定期体检：在治疗过程中，患者需积极配合医生的治疗方案，按时服药、定期复查，及时发现并处理甲状腺问题。此外，部分治疗药物或方法可能引发不同程度的不良反应或并发症，老年人对药物的敏感性和代谢能力可能减弱，因此用药须谨慎，治疗期间定期观察，避免药物相互作用产生不良反应。

（5）积极治疗慢性疾病：中老年人常伴有其他慢性疾病，如心血管疾病、糖尿病等，这些疾病与甲状腺疾病之间存在相互影响的关系，积极治疗这些疾病有助于降低甲状腺疾病的风险。

第三节　骨质疏松症的诊断与治疗

骨质疏松症是一种常见的骨骼疾病，主要特征是骨量减少、骨组织微结构破坏，导致骨骼脆性增加，易发生骨折。随着人口老龄化趋势的加剧，骨质疏松症及其并发症已成为全球性的公共卫生问题。

一、骨质疏松症的基础知识

（一）骨质疏松症的定义

骨质疏松症，简称“骨松症”，是一种全身性的骨骼疾病，其特征是骨量减少、骨组织微结构破坏，导致骨骼的脆性增加，从而容易发生骨折。骨质疏松并非一种单纯的疾病，而是一种多因素综合影响的慢性疾病。在全球范围内，随着人口老龄化的加速，骨质疏松症的发病率逐渐升高，已成为一个亟待解决的重要公共卫生问题。

在医学上，骨质疏松症通常分为两大类：原发性骨质疏松症和继发性骨质疏松症。原发性骨质疏松症主要包括绝经后骨质疏松症（Ⅰ型）和老年性骨质疏松症（Ⅱ型）。绝经后骨质疏松症多发生于女性绝经后 5 ~ 10 年内，是由于雌激素缺乏导致骨吸收增加；而老年性骨质疏松症则是一种与年龄增长密切相关的退行性疾病，男性与女性的发病风险都随着年龄增长而增加。继发性骨质疏松症则是由其他疾病或药物等因素引起的骨量减少和骨微结构破坏。

骨质疏松症的发病机制复杂，涉及遗传、内分泌、营养、生活方式等多种因素。其中，钙、磷、维生素 D 等营养素的缺乏或不足是骨质疏松症的常见原因之一。此外，一些慢性疾病如糖尿病、甲状旁腺功能亢进等，以及长期使用某些药物如糖皮质激素等，也可能导致骨质疏松症的发生。

（二）骨质疏松症的危害

1. 骨折风险增加

骨质疏松症最直接也最严重的后果是骨折风险的增加。骨质疏松症患者的骨骼变得脆弱，容易发生骨折，尤其是髋部、脊柱和手腕等部位的骨折。这些骨折不仅会给患者带来剧烈的疼痛，还可能导致长期卧床、活动受限等严重后果，严重影响患者的生活质量。此外，骨折还可能引发一系列并发症，如肺部感染、深静脉血栓等，进一步增加患者的死亡风险。

2. 疼痛与活动受限

骨质疏松症患者常常会出现骨骼疼痛、肌肉疼痛等症状，尤其是在负重或活动时更加明显。这种疼痛不仅影响患者的日常生活和工作能力，还可能导致患者出现抑郁、焦虑等心理问题。同时，骨质疏松症患者的骨骼强度和韧性下降，容易发生微小骨折或骨折后的骨畸形，使得患者的活动能力受到极大限制。

3. 脊柱变形

骨质疏松症患者由于脊柱的骨量减少和微结构破坏，容易发生脊柱变形，如驼背、身高缩短等。这些变化不仅影响患者的外观形象，还可能压迫内脏器官，引起呼吸困难、腹胀等不适症状。对于老年患者来说，脊柱变形还可能导致腰背部疼痛加重，使得他们不得不采取坐姿或弯腰的方式来缓解疼痛，从而进一步加剧骨骼负担。

4. 心理与社会影响

骨质疏松症不仅给患者带来身体上的痛苦和不便，还可能对其心理和社会生活产生负面影响。长期疼痛、活动受限和外观改变等因素可能导致患者出现抑郁、焦虑等心理问题，严重影响其生活质量和社会参与度。同时，骨质疏松症患者往往需要长期治疗和护理，给家庭和社会带来沉重的经济负担。

5. 增加其他疾病风险

骨质疏松症还与其他一些慢性疾病密切相关，如心血管疾病、糖尿病等。研究表明，骨质疏松症患者患心血管疾病的风险较高，可能与骨质疏松导致的血管钙化、动脉硬化等因素有关。此外，骨质疏松症患者也更容易出现糖尿病等代谢性疾病，可能与骨骼与代谢系统的相互影响有关。

二、骨质疏松症的预防措施

（一）健康饮食调整

健康的饮食习惯是预防骨质疏松症的重要基础。首先，要保证摄入足够的钙。钙是构成骨骼和牙齿的主要成分，对于维持骨骼健康至关重要。建议每天摄入足够的钙，多选择如牛奶、豆制品、海产品等富含钙的食物。同时，维生素 D 有助于促进钙的吸收和利用，因此也应保证摄入足够的维生素 D，如鱼肝油、蛋黄、蘑菇等富含维生素 D 的食物。

其次，要保持营养均衡。多食用富含蛋白质、维生素和矿物质的食物，均衡摄入瘦肉、鱼类、蔬菜、水果等。这些食物有助于维持身体的正常代谢和生理功能，为骨骼健康提供必要的营养支持。

（二）规律运动锻炼

适当的运动可以刺激骨骼生长，提高骨密度，增强骨骼的强度和韧性。建议中老年人选择低强度有氧运动，如散步、慢跑、打太极拳等。这些运动不仅有助于预防骨质疏松症，还可以提高心肺功能，增强身体素质。

通过力量训练，可以增强肌肉力量和骨骼负荷能力，有助于维持骨骼健康。建议中老年人每周进行 2 ~ 3 次力量训练，如举重、俯卧撑等。

（三）避免不良习惯

吸烟和酗酒对骨骼健康有着极大的危害。烟草中的尼古丁和其他有害物质会抑制骨骼生长，加速骨量流失；而酒精则会干扰钙的吸收和利用，导致骨质疏松症的发生。因此，戒烟限酒是预防骨质疏松症的必要措施之一。长期卧床或久坐不动也会增加骨质疏松症的风险。长时间不活动会导致骨骼负荷减少，使骨量流失加速。因此，中老年人应尽量避免长时间卧床或久坐不动，适当进行活动，保持骨骼健康。

（四）定期检查与评估

通过定期进行骨密度检测等评估工具，可以了解个体的骨量状况，及时发现骨质疏松症的风险因素。对于已经存在骨质疏松症的患者，定期检查还可以评估治疗效果，及时调整治疗方案。

建议中老年人每年进行一次骨密度检测，以便及时了解自己的骨骼健康状况。同时，对于存在高风险因素的人群（如长期使用激素类药物等），也应定期进行骨骼健康评估。

（五）药物治疗与补充

对于已经存在骨质疏松症的患者，医生会根据患者的具体情况开具相应的药物处方，如钙剂、维生素 D、双膦酸盐等。这些药物有助于补充钙、促进骨骼生长和减少骨量流失。

此外，对于存在营养不足的人群，如老年人、素食者等，也可以通过营养补充剂来补充必要的营养素。但是，在使用药物治疗和营养补充剂时，应遵循医生的建议和指导，避免过量或不当使用。

（六）心理与社交支持

长期的心理压力、抑郁等负面情绪会影响身体的代谢和生理功能，增加骨质疏松症的风险。因此，保持积极乐观的心态、学会调节情绪对于预防骨质疏松症至关重要。

同时，社交支持也是预防骨质疏松症的重要因素之一。通过与家人、朋友的交流互动和互相支持，可以减轻心理压力、缓解抑郁等负面情绪，有利于身体健康。此外，社交活动还可以增加运动量、促进骨骼健康。

（七）教育与宣传

加强骨质疏松症的教育和宣传，通过普及骨质疏松症的知识和危害、介绍预防和治疗措施、推广健康生活方式等方式，可以提高公众对骨质疏松症的认识和重视程度。这有助于激发人们积极参与预防骨质疏松症的行动，降低该疾病的发病率和危害程度。

政府和相关机构应加强骨质疏松症的宣传和教育工作，提高公众的健康素养和自我保健能力。同时，医疗机构也应强化骨质疏松症的诊疗水平和服务质量，为患者提供更好的治疗和管理方案。

三、骨质疏松症的诊断

早期骨质疏松症患者的骨量减少并不明显，通过有效的治疗和管理可以逆转骨量流失的过程，降低骨折风险。此外，早期诊断还可以使患者更早地意识到骨骼健康问题，积极参与骨质疏松症的预防和治疗，提高自我保健能力。

骨质疏松症的诊断主要依据临床表现、实验室检查、影像学检查等。临床表现包括全身疼痛、脊柱变形、骨折等，但并非特异性症状，因此需要结合其他检查进行诊断。实验室检查主要包括血钙、血磷、碱性磷酸酶、甲状旁腺激素等指标的检测。

（一）骨骼检查

1. 骨密度检测

通过测量骨骼的密度，可以了解骨骼的健康状况，判断是否存在骨质疏松。目前常用的骨密度检测方法包括双能 X 线吸收法（DXA）、定量计算机断层扫描（QCT）等。

2. X 线检查

通过 X 线检查，可以观察骨骼的形态和结构变化，如骨质疏松、骨折等。但需要注意的是，X 线检查的灵敏度较低，对于早期骨质疏松症的诊断可能存在局限性。

3. 超声检查

超声检查是一种无创、无辐射的检查方法，可以用于评估骨骼的健康状况。通过超声检查，可以观察骨骼的密度、结构以及血流情况等，为骨质疏松症的诊断提供重要参考。但需要注意的是，超声检查的结果可能受到操作者的技术水平和经验等因素的影响。

（二）生化指标检测

通过检测血液中的钙、磷、碱性磷酸酶、甲状旁腺激素等指标，可以了解患者的骨骼代谢状态，为诊断提供重要依据。此外，骨转换标志物如骨钙素、Ⅰ型胶原交联 N 端肽（NTX Ⅰ）和 C 端肽（CTX）等的检测也可以用于骨质疏松症的辅助诊断。

（三）鉴别诊断

在诊断骨质疏松症时，需要注意与其他可能导致类似症状的疾病进行鉴别诊断。例如，脊柱关节炎、腰椎间盘突出等疾病也可能导致腰背部疼痛；而甲状旁腺功能亢进、多发性骨髓瘤等疾病则可能导致全身骨骼疼痛。因此，在诊断骨质疏松症时，需要综合考虑患者的病史、症状、体征及检查结果等多方面因素，排除其他可能导致类似症状的疾病。

（四）诊断流程

（1）收集病史：了解患者的年龄、性别、家族史、生活习惯等信息，为诊断提供重要参考。

（2）症状评估：对患者的疼痛、脊柱变形等症状进行评估，了解病情的严重程度和进展情况。

（3）体格检查：对患者的身体姿态、脊柱形态等进行检查，观察是否存在脊柱变形等异常情况。

（4）检查方法选择：根据患者的具体情况选择合适的检查方法，如骨密度检测、X 线检查、超声检查等。

（5）生化指标检测：对患者的血液进行生化指标检测，了解骨骼代谢状态。

（6）鉴别诊断：排除其他可能导致类似症状的疾病。

（7）诊断结果判断：综合患者的病史、症状、体征以及检查结果等多方面因素，判断患者是否患有骨质疏松症，并确定病情的严重程度和进展情况。

（五）筛查与风险评估

根据国际骨质疏松症基金会（IOF）和世界卫生组织（WHO）的建议，骨质疏松症的筛查对象主要包括老年人、绝经后女性、有骨折史的人群等。风险评估主要依据患者的年龄、性别、身高、体重、生活方式等因素进行评估，以了解患者发生骨质疏松症的风险程度。

1. 筛查方法

（1）问卷调查：通过问卷调查了解患者的年龄、性别、家族史、生活习惯等信息，初步评估患者患骨质疏松症的风险。常用的问卷包括 IOF 的亚洲人骨质疏松自我筛查工具（OSTA）等。

（2）体格检查：通过体格检查观察患者的身体姿势、脊柱形态等，初步判断是否存在骨质疏松症的体征。例如，脊柱后凸（驼背）是骨质疏松症常见的体征之一。

（3）实验室检查：通过检测血液中的钙、磷、碱性磷酸酶、甲状旁腺激素等指标，了解患者的骨骼代谢状态。此外，骨转换标志物如骨钙素、NTX 和 CTX 等的检测也可以为骨质疏松症的筛查提供辅助依据。

（4）影像学检查：常用的影像学检查方法包括 X 线检查、DXA 等。其中，DXA 是评估骨密度的金标准，可以准确测量患者的骨密度和骨量。

2. 风险评估

在进行了骨质疏松症的筛查后，需要对患者进行风险评估，以确定其患骨质疏松症的风险程度。风险评估主要依据患者的年龄、性别、身高、体重、家族史、生活习惯等因素进行。常用的风险评估工具有 WHO 推荐的骨质疏松性骨折风险评估工具（FRAX）等。FRAX 结合了患者的临床风险因素和骨密度值，能够预测患者未来 10 年内发生骨折的概率。

3. 结果解读与决策

在进行了骨质疏松症的筛查和风险评估后，需要对结果进行解读并制订相应的对策。对于筛查结果为阳性的患者，需要进一步进行诊断和治疗；对于风险评估为高风险的患者，也需要制订相应的预防措施和监测计划。在解读结果时，需要综合考虑患者的具体情况和医生的建议，避免过度诊断或漏诊。

4. 预防与治疗

骨质疏松症的预防与治疗是降低骨折风险、提高患者生活质量的关键。预防骨质疏松症的措施包括保持健康的生活方式、均衡饮食、适量运动等。对于已经患有骨质疏松症的患者，需要采取针对性的治疗措施，包括药物治疗、物理治疗、手术治疗等。药物治疗主要包括钙剂、维生素 D、双膦酸盐等，可以增加骨密度和骨强度；物理治疗如康复训练、按摩等，可以缓解疼痛、改善生活质量；手术治疗则适用于骨折等严重并发症的治疗。

四、骨质疏松症的治疗

（一）药物治疗

药物治疗旨在增加骨密度、改善骨质量、降低骨折风险。针对骨质疏松症的不同阶段和病情严重程度，可采用不同的药物治疗方案。主要包括钙剂、维生素 D、抗骨质疏松药物等。钙剂和维生素 D 作为基础治疗，用于补充体内钙质和维生素 D 的不足；抗骨质疏松药物则可根据患者病情选用，如双膦酸盐、雌激素替代治疗等。常用的药物包括以下几类。

（1）钙剂和维生素 D：钙是构成骨骼的重要元素，维生素 D 有助于钙的吸收。对于钙摄入不足或维生素 D 缺乏的患者，补充钙剂和维生素 D 是基础治疗。

（2）双膦酸盐类药物：如阿仑膦酸钠、利塞膦酸钠等，能够抑制破骨细胞活性，减少骨吸收，从而增加骨密度。

（3）雌激素类似物：适用于绝经后女性患者，通过补充雌激素来减少骨吸收，增加骨密度。但需注意，雌激素替代疗法可能会增加子宫内膜癌、乳腺癌等风险，应在医生指导下使用。

（4）甲状旁腺素类似物：如特立帕肽，能够促进骨形成，增加骨密度，但价格较高，且可能增加骨折风险，需谨慎使用。

（二）手术治疗

对于严重的骨质疏松症或骨折患者，可能需要手术治疗。目的是恢复骨骼的稳定性，减轻疼痛，提高生活质量。常见的手术方法包括椎体成形术、椎体后凸成形术、关节置换术等。但手术风险较大，需严格掌握手术适应证和禁忌证。

1. 手术方法

（1）椎体成形术：是一种微创手术，通过将骨水泥注入受损的椎体，恢复椎体的高度和稳定性，减轻疼痛。手术过程通常在局部麻醉下进行，具有操作简便、创伤小、恢复快的优点。适用于骨质疏松引起的椎体压缩性骨折患者。

（2）椎体后凸成形术：是在椎体成形术的基础上，先通过球囊扩张恢复椎体高度，然后注入骨水泥固定。相比椎体成形术，椎体后凸成形术能够更好地恢复椎体的生理曲度，减少脊柱后凸畸形的发生。

（3）关节置换术：对于因骨质疏松导致的髋部、膝部等大关节骨折，关节置换术是主要的手术方法。通过置换受损的关节，恢复关节功能，减轻疼痛，提高患者的生活质量。

2. 术前评估和术后管理

（1）术前评估：术前评估是手术治疗的重要环节。包括详细的病史询问、体格检查、影像学检查以及实验室检查等。评估患者的骨密度、骨折部位、骨折类型以及全身健康状况，制订合理的手术方案。

（2）术后管理：包括疼痛管理、康复训练、营养支持以及定期随访等。疼痛管理可以采用药物治疗、物理治疗等方法，减轻术后疼痛，促进康复。康复训练包括早期的床上活动、渐进性负重训练等，有助于恢复关节功能，防止肌肉萎缩。营养支持主要是补充钙、维生素 D 等营养素，促进骨愈合。定期随访可以及时发现并处理术后并发症，评估治疗效果。

3. 手术风险和并发症

（1）感染：手术过程中可能引入细菌，导致手术部位感染。预防措施包括严格的无菌操作和术后抗生素预防性应用。

（2）血栓：术后长时间卧床可能导致下肢深静脉血栓的形成。预防措施包括术后早期活动、使用抗凝药物等。

（3）神经损伤：椎体成形术和椎体后凸成形术过程中，可能因操作不当损伤脊髓或神经根，导致神经功能障碍。手术过程中需要严格操作，避免粗暴操作。

（4）骨水泥相关并发症：椎体成形术和椎体后凸成形术中使用的骨水泥可能渗漏到椎管内或椎旁软组织，导致疼痛加重或神经损伤。手术过程中需要精确控制骨水泥的注入量和注入速度。

（三）中医治疗

1. 中医理论基础

中医将骨质疏松症称为“骨痿”“骨疏”等，认为其发病机制与肾虚、气血不足、阴阳失调等因素密切相关。中医理论认为，肾主骨，肾气不足会导致骨质疏松，气血不足则影响骨骼的营养供给，阴阳失调也会进一步加重病情。

（1）肾虚：中医认为肾主骨，肾气充足则骨骼强健，肾虚则骨骼脆弱。肾虚是骨质疏松症的重要病理因素之一，常见于老年人、绝经期女性等。

（2）气血不足：气血不足则骨骼失养，导致骨质疏松。气血不足主要与脾胃功能失调有关，脾胃为气血生化之源，脾胃虚弱则气血生化不足，影响骨骼的营养供给。

（3）阴阳失调：中医强调阴阳平衡，阴阳失调则会影响骨骼的代谢平衡，导致骨质疏松。阴虚则骨骼失养，阳虚则骨骼脆弱。

2. 辨证论治

（1）肾虚型

证候：腰膝酸软，头晕耳鸣，夜尿频多，记忆力减退；舌淡，脉沉。

治法：补肾壮骨。

代表方剂：金匮肾气丸：干地黄、山药、山茱萸、泽泻、茯苓、牡丹皮、桂枝、附子（炮）。有补肾助阳的功效，适用于肾阳虚衰引起的腰膝酸软、畏寒肢冷等症状。

（2）脾虚型

证候：乏力，食欲不振，便溏，面色萎黄或㿠白；舌淡，脉细弱。

治法：健脾益气。

代表方剂：四君子汤：党参、白术、茯苓、甘草。有健脾益气的功效，主治脾虚气弱导致的虚弱乏力等症。

（3）肝肾阴虚型

证候：腰膝酸软，五心烦热，口干咽燥，失眠多梦；舌苔黄薄，脉数。

治法：滋补肝肾，养阴清热。

代表方剂：①六味地黄丸：熟地黄、山萸肉、山药、泽泻、牡丹皮、茯苓。有滋阴补肾功效，适用于肾阴亏损引起的腰膝酸软、骨蒸潮热等症状。②左归丸：熟地黄、山药、枸杞子、山茱萸、川牛膝、鹿角胶、龟板胶、菟丝子等。有滋肾补阴的功效，适用于真阴不足、腰酸膝软、盗汗、神疲口燥等症状。③河车大造丸：紫河车、熟地黄、天冬、麦冬、杜仲、牛膝、黄柏、龟板等。有滋阴清热、补肾益肺的功效，适用于肺肾两亏、虚劳咳嗽、骨蒸潮热、盗汗遗精等症状。

（4）瘀血阻络

证候：腰背疼痛，身重；舌暗，脉弦。

治法：活血化瘀，通络止痛。

代表方剂：①桃红四物汤：桃仁、红花、熟地黄、白芍、当归、川芎。能养血活血、化瘀通络，适用于血虚血瘀引起的各种疼痛、麻木等症状。②身痛逐瘀汤：秦艽、川芎、桃仁、红花、甘草、羌活、没药、当归、五灵脂、香附、牛膝、地龙等。有活血祛瘀、通经止痛、祛风除湿的功效，适用于血瘀痹阻经络导致的身痛或痹痛等症。

3. 中药治疗

（1）熟地黄：具有补肾填精、益血养阴的功效，适用于肾虚导致的骨质疏松。

（2）杜仲：具有补肝肾、强筋骨的功效，适用于肾虚腰膝酸软、筋骨无力者。

（3）续断：具有补肾壮骨、续筋接骨的功效，适用于骨折愈合不良、腰膝酸软者。

（4）党参：具有补气养血、健脾益气的功效，适用于气血不足、脾胃虚弱者。

（5）黄芪：具有补气升阳、益卫固表的功效，适用于气虚乏力、骨质疏松者。

4. 中成药

（1）壮骨关节丸。组成：狗脊、淫羊藿、独活、骨碎补、续断、补骨脂、桑寄生、鸡血藤、熟地黄、木香、乳香、没药等。有补益肝肾、养血活血、舒筋活络、理气止痛的功效，适用于肝肾不足、血瘀气滞、脉络痹阻导致的骨性关节炎、腰肌劳损等。

（2）骨疏康颗粒。组成：熟地黄、骨碎补、淫羊藿、黄芪、丹参等。有补肾益气、活血壮骨的功效，适用于肾虚兼气血不足导致的原发性骨质疏松症。

5. 其他疗法

（1）针灸：通过刺激经络穴位，调节气血运行，改善骨质疏松的症状。常用穴位包括肾俞、命门、足三里、三阴交等。

（2）推拿：通过手法按摩，放松肌肉、改善血液循环，缓解骨质疏松引起的疼痛和不适。常用手法包括揉法、按法、推法等。

（3）外用药物：通过外敷、熏蒸等方法，直接作用于患处，缓解骨质疏松的症状。常用药物包括活血化瘀、温经散寒的药物，如红花、川芎、艾叶等。

6. 验案举例

患者李女士，62岁，因腰痛伴活动受限来诊。X线检查显示腰椎压缩性骨折，骨密度检查结果为骨质疏松症。患者既往有高血压、糖尿病史。

（1）中医诊断：症见腰膝酸软、头晕耳鸣、夜尿频多、乏力等；舌淡苔白，脉沉细。辨证分型为肾虚型骨质疏松症。

（2）治疗方案：①给予补肾壮骨汤口服，药物包括熟地黄、山茱萸、杜仲、续断等。②针灸治疗取肾俞、命门、足三里、三阴交等穴位，每周针灸3次，连续治疗1个月。③对腰部进行推拿，每周2次，缓解疼痛、促进血液循环。④建议多食用富含钙、维生素D的食物，如牛奶、豆制品、海产品等。避免辛辣刺激性食物。⑤每日进行适量的太极拳练习，增强体质、强健骨骼。

（3）治疗结果：经过1个月的综合治疗，患者腰痛症状明显缓解，活动能力改善。复查骨密度有所提高，患者满意度较高。继续维持治疗，巩固疗效。

（四）中西医结合治疗

中西医结合治疗是将中医和西医的优势相结合，综合治疗骨质疏松症。中医的整体观念、辨证论治与西医的精准诊断、药物治疗相结合，可以提高治疗效果。

（1）中药与西药结合：在西药治疗的基础上，配合中药治疗，可以增强疗效、减少不良反应。例如，在使用双膦酸盐、钙剂等西药的同时，配合中药补肾壮骨，可以提高骨密度、减少骨折风险。

（2）中医外治法与西医康复训练结合：中医外治法如针灸、推拿与西医的物理治疗、康复训练相结合，可以缓解疼痛等症状，提高患者生活质量。

（3）中医养生保健与西医预防结合。中医养生保健方法如合理饮食、适量运动与西医的健康教育、预防措施相结合，可以有效预防骨质疏松症的发生，改善骨骼健康。

五、骨质疏松症的并发症管理

骨质疏松症患者常伴有一系列并发症，如骨折、肺部感染、深静脉血栓等。针对这些并发症，需采取相应的管理措施。如骨折患者需进行复位固定、功能锻炼等康复措施；肺部感染患者需加强抗感染治疗；深静脉血栓患者需进行抗凝治疗等。

六、骨质疏松症的预防与调护

（1）合理饮食：合理的饮食可以预防和治疗骨质疏松症。建议多食用富含钙、维生素D的食物，如牛奶、豆制品、海产品等。避免吸烟、过量饮酒等不良生活习惯。

（2）适量运动：适量的体育锻炼可以促进骨骼健康，预防骨质疏松症。中医推荐太极拳、气功等传统运动，可以增强体质、调节气血、强健骨骼。

（3）调节情志：中医认为情志失调会影响气血运行，导致骨质疏松。而骨质疏松症又可能对患者的心理健康造成负面影响，形成恶性循环。建议保持心情愉快，避免过度劳累、焦虑等不良情绪，必要时可寻求心理疏导和支持治疗。

（4）保持健康体重：肥胖是骨质疏松症的危险因素之一，保持健康体重有助于减轻骨骼负担。

（5）避免跌倒：跌倒是导致骨质疏松症患者骨折的主要原因之一，需加强防跌倒措施，如保持室内光线充足、地面平整等。

第四节 痛风的诊断与治疗

随着中老年人群生活水平的提高和饮食习惯的改变，痛风已成为影响中老年健康的重要问题。痛风是由于体内尿酸代谢紊乱引起的代谢性疾病，影响患者的生活质量，还可能引发一系列并发症。

一、痛风的基础知识

嘌呤代谢紊乱可引起体内血尿酸水平升高，血尿酸在体内蓄积过多可在关节局部形成尿酸钠晶体并沉积，诱发局部炎症反应和组织破坏而造成疼痛，引发痛风。痛风的发生与生活方式密切相关，长期高热量饮食和大量酒精摄入是痛风发作的主要原因。

二、痛风的诊断

1. 临床表现

痛风主要表现为足第一跖趾、踝、足背、膝等单关节的红、肿、热、痛。痛风往往起病急骤，24 h 内发展至高峰。初次发病常累及单个关节，多数在 2 周内可自然缓解。反复发作可使受累关节逐渐增多，症状持续时间延长，发作间歇期缩短。

2. 实验室检查

痛风由高尿酸血症引发，故实验室检查可见血尿酸水平升高。

3. 影像学检查

对疼痛关节进行关节超声、双能 CT 或 X 线检查，发现关节或滑膜液中存在尿酸钠结晶或痛风石，甚至发生痛风性骨侵蚀，可作为痛风的诊断依据。

三、痛风的治疗

（一）一般治疗

（1）控制嘌呤摄入：嘌呤是体内尿酸的主要来源，中老年痛风患者应减少高嘌呤食物的摄入，如动物内脏、海鲜、肉类等。

（2）增加碱性食物摄入：碱性食物有助于中和体内尿酸，如新鲜蔬果、牛奶等。

（3）限制酒精摄入：酒精会干扰尿酸代谢，增加尿酸的生成和排泄，因此中老年痛风患者应尽量避免饮酒。

（4）充足的水分摄入：保持充足的水分摄入有助于稀释尿液中的尿酸，减少尿酸结晶的形成。

（二）药物治疗

经一般治疗，血尿酸水平得不到有效降低或关节痛症状严重难以缓解时，应考虑予以药物治疗。目前临床上常用的降尿酸药物主要包括抑制尿酸生成药和促进尿酸排泄药，应根据患者病情、合并症以及肝肾功能等具体情况选择。痛风急性发作期治疗的主要目的是尽快控制关节炎症状，常用药物包括秋水仙碱、非甾体抗炎药（如塞来昔布、双氯芬酸钠、布洛芬等）及糖皮质激素。

（三）中医治疗

1. 辨证论治

（1）湿热蕴结

证候：关节红肿灼痛，胸闷烦渴，心烦失眠，大便黏腻，小便短赤；舌红苔黄，脉滑数。

治法：清热利湿，消肿止痛。

代表方剂：①四妙丸：苍术、牛膝、黄柏（盐炒）、薏苡仁。主治湿热下注之两足麻木，筋骨酸痛等。②当归拈痛汤：羌活、防风、升麻、葛根、白术、苍术、当归身、人参、甘草、苦参（酒浸）、黄芩（炒）、知母（酒洗）、茵陈（酒炒）、猪苓、泽泻。主治湿热下注于胫，肿痛难忍。

（2）脾虚痰瘀

证候：关节肿痛，甚则关节变形，脘腹痞闷；舌红，边有齿痕，苔黄腻，脉滑数。

治法：健脾化湿，祛痰消肿。

代表方剂：宣痹汤：防己、杏仁、滑石、连翘、山栀、薏苡、半夏（醋炒）、晚蚕沙等。主治湿热痹证，骨节烦痛。

（3）脾肾亏虚

证候：关节肿痛，腰膝酸软，气短乏力，尿频，小便清长；舌淡，脉沉滑。

治法：健脾益肾。

代表方剂：四君子汤合金匮肾气丸：党参、茯苓、白术、甘草、地黄、山药、山茱萸（酒炙）、牡丹皮、泽泻、桂枝、附子（制）、牛膝、车前子等。有健脾利湿、温补肾阳、化气行水的功效，主治脾肾亏虚之痹证。

2. 其他疗法

刺络放血，中药湿敷、熏洗等对缓解痛风症状有明显效果，能在较短时间内减轻疼痛，提高患者生活质量。

四、痛风的长期管理

痛风患者应定期体检，监测血尿酸水平，并保持健康的生活方式，避免诱发因素，如久坐，高脂、高嘌呤饮食，熬夜等；进行适当的运动锻炼，增强体质。合并高血压、糖尿病、心血管疾病等的患者应注意控制血压、血糖，做好基础疾病的二级预防工作。

第四章

神经系统疾病的诊断与治疗

第一节　阿尔茨海默病的诊断与治疗

阿尔茨海默病（Alzheimer’s Disease，AD）俗称老年痴呆，是一种慢性进行性神经退行性疾病，是一种以记忆力减退、智力衰退、认知功能障碍为主要表现的神经系统疾病。

一、AD 的基础知识

AD 是一种进行性神经系统疾病，可导致脑细胞死亡和脑萎缩。AD 是造成中老年人痴呆的最常见原因之一，患者可出现认知、行为和社交能力持续下降，脑部可出现特征性的老年斑和神经原纤维缠结。

二、AD 的诊断

AD 的诊断以病史、认知或行为症状为主要依据，患者应具有明确的认知衰退症状，起病隐袭，并排除其他可能导致认知功能障碍的疾病。部分 AD 患者的脑部影像学检查可能无任何病变征象，因此影像学检查结果不作为 AD 诊断的必要条件。此外，脑脊液常规检测有助于对急性或快速进行性或非典型痴呆进行鉴别诊断，但是目前尚未建立脑脊液生物标记物诊断阈值和检测分析过程的标准化共识。

认知评估是 AD 临床诊断的首选方法。记忆减退是AD的首发和最常见症状。对 AD 患者的认知评估通常包括注意力、记忆、语言、执行、视觉空间功能等 7 项测试。

三、AD 的治疗

由于 AD 的发病原因尚未明确，其神经病变也不是一定存在，故西医治疗多是针对认知、遗忘以及精神行为症状进行的。

（一）药物治疗

对认知症状的治疗多应用胆碱酯酶抑制剂（如多奈哌齐、卡巴拉汀）、谷氨酸受体拮抗剂（如美金刚），对精神行为症状的治疗多应用非典型抗精神病药（如奥氮平、利培酮）、5- 羟色胺类药（如西酞普兰、舍曲林）。但这些药物的应用并不能明显延缓 AD 病情进展，且抗精神病药的应用还可能增加患者认知损害的程度，临床应用效果有限。

（二）中医治疗

中医治疗 AD 强调辨证施治，根据患者的具体病情和体质，采用不同的治疗方法和药物，以调和阴阳、疏通经络、补益气血、开窍醒脑为基本原则。

1. 病因

（1）遗传因素：中医认为，先天禀赋不足或遗传缺陷可能导致人体脏腑功能失调，气血不和，从而引发 AD。因此，对于具有家族遗传史的人群，中医强调早期预防，通过调理脏腑功能，补益气血，增强体质，以减少发病风险。

（2）躯体疾病：许多躯体疾病如脑血管疾病、高血压、糖尿病等，都可能诱发或加重 AD。中医认为，这些疾病会导致气血运行不畅，脏腑功能失调，进而影响脑部的血液供应和神经传递，引发 AD。因此，在治疗 AD 时，中医会关注患者的整体健康状况，积极治疗躯体疾病，以改善脑部血液循环和神经传递功能。

（3）营养代谢障碍：营养代谢障碍如维生素缺乏、甲状腺功能减退等，也是 AD 的重要病因之一。中医认为，这些疾病会导致人体气血生化无源，脏腑功能减弱，从而影响脑部的正常功能。因此，在治疗 AD 时，中医会关注患者的营养状况，通过补益气血、调和脏腑功能等方法，改善患者的营养代谢状况，减轻痴呆症状。

（4）中毒与外伤：中毒和外伤等外部因素也可能导致 AD。中医认为，这些因素会损伤人体的脏腑经络，导致气血运行不畅，脑部受损，从而引发 AD。因此，在治疗 AD 时，中医会关注患者的病史，如有中毒或外伤史的患者，会采取相应的解毒或修复措施，以减轻脑部损伤，改善痴呆症状。

（5）精神因素：中医认为，精神因素如长期的精神压力、抑郁、焦虑等会导致人体气机不畅，脏腑功能失调，从而影响脑部的正常功能。因此，在治疗 AD 时，中医会注重患者的情志调养，通过心理疏导、安神定志等方法，缓解患者的精神压力，改善情志状态，以减轻痴呆症状。

（6）其他因素：除了上述因素外，还有一些其他因素如环境污染、生活习惯等也可能影响 AD 的发病。中医认为，这些因素会导致人体正气受损，邪气内侵，从而影响脑部的正常功能。因此，在治疗 AD 时，中医会综合考虑患者的居住环境、生活习惯等因素，采取相应的调理措施，以增强患者的正气，抵御外邪的侵袭。

2. 三焦辨证

三焦辨证主要基于中医理论，将人体分为上焦、中焦、下焦三个部位，通过辨别这三个部位的功能状态和病理变化，来分析和判断 AD 的病因、病机及治疗原则。

（1）上焦：上焦主要涵盖心肺功能。在 AD 的上焦辨证中，主要考虑心肺功能是否正常，是否存在气虚、血瘀等问题。心主血脉，肺主气。当心肺功能失调时，可能导致气血运行不畅，脑部供血不足，从而引发 AD。上焦辨证的症状可能包括心悸、气短、头晕、失眠等。

（2）中焦：中焦主要包括脾胃的功能。在 AD 的中焦辨证中，关注脾胃的运化功能是否正常，是否存在脾胃虚弱、湿热内蕴等问题。脾胃为后天之本，气血生化之源。当脾胃功能失调时，可能导致气血生化无源，脑部得不到足够的营养供给，从而加剧 AD 的进展。中焦辨证的症状可能包括食欲不振、腹胀、腹泻、消化不良等。

（3）下焦：下焦主要指肝肾等脏器的功能。在 AD 的下焦辨证中，重视肝肾的阴阳平衡和精血充盈情况。肝肾同源，肾藏精，肝藏血。当肝肾阴虚或精血不足时，可能导致脑部失养，出现记忆力减退、智力下降等症状。下焦辨证的症状可能包括腰膝酸软、头晕耳鸣、失眠多梦、健忘等。

3. 六经辨证

六经辨证是中医经典《伤寒论》中的重要内容，它将人体的疾病归纳为太阳、阳明、少阳、太阴、少阴、厥阴等六经病。在 AD 的治疗中，六经辨证可以指导医生根据患者的具体病情，选用适当的方剂和药物。

（1）太阳病：太阳病主要涉及表证，表现为正气抗邪于表，邪正交争的症状。在 AD 的太阳病辨证中，患者可能出现恶寒发热、头痛项强、无汗等症状。这可能与 AD 患者抵抗力下降，易感外邪有关。治疗时，应注重解表散寒、驱邪外出，可选用桂枝汤等方剂加减治疗。

（2）阳明病：阳明病主要涉及里热证，表现为高热、口渴、大汗等症状。在 AD 的阳明病辨证中，患者可能出现烦躁不安、口渴多饮、大便干结等症状。这可能与 AD 患者体内阳热亢盛、阴液不足有关。治疗时，应注重清热泻火、养阴生津，可选用白虎汤等方剂加减治疗。

（3）少阳病：少阳病主要涉及半表半里证，表现为寒热往来、胸胁苦满等症状。在 AD 的少阳病辨证中，患者可能出现情绪波动大、易怒、焦虑等症状。这可能与 AD 患者情志不畅、肝郁气滞有关。治疗时，应注重疏肝解郁、调和情志，可选用小柴胡汤等方剂加减治疗。

（4）太阴病：太阴病主要涉及里虚寒证，表现为腹满而吐、食不下等症状。在 AD 的太阴病辨证中，患者可能出现食欲不振、腹胀、腹泻等症状。这可能与 AD 患者脾胃虚弱、运化功能失调有关。治疗时，应注重温中散寒、健脾和胃，可选用理中丸等方剂加减治疗。

（5）少阴病：少阴病主要涉及心肾阳虚证，表现为脉微细，但欲寐等症状。在 AD 的少阴病辨证中，患者可能出现精神萎靡、嗜睡、记忆力减退等症状。这可能与 AD 患者心肾功能衰退、阳气不足有关。治疗时，应注重温补心肾、益阳散寒，可选用附子汤等方剂加减治疗。

（6）厥阴病：厥阴病主要涉及阴阳气血俱虚证，表现为手足厥冷、脉细欲绝等症状。在 AD 的厥阴病辨证中，患者可能出现肢体不温、四肢无力、行动迟缓等症状。这可能与 AD 患者阴阳气血俱虚、脏腑功能衰竭有关。治疗时，应注重调和阴阳、补益气血，可选用当归四逆汤等方剂加减治疗。

4. 脏腑辨证

脏腑辨证是中医常用的辨证方法之一，通过辨别脏腑的功能状态和病理变化，来判断疾病的性质和治疗原则。在 AD 的治疗中，脏腑辨证尤为重要。因为 AD 多与心、脾、肾等脏腑功能失调有关，因此需要通过调理脏腑功能来达到治疗目的。

（1）肾精亏虚型：肾为先天之本，主藏精生髓，髓海不足则导致记忆衰退。老年患者肾精亏虚，表现为反应迟钝、记忆力减退、神疲乏力、腰膝酸软等症状；舌淡，脉沉细。治疗原则为益精补肾。常用药物有紫河车、生地黄、熟地黄、杜仲、天冬、麦冬、龟板、黄柏、茯苓、牛膝等。

（2）肝阳上亢型：肝阳上亢，影响脑部功能，导致烦躁易怒、头晕健忘等症状，多伴有高血压病史，发病较快；舌质红，脉弦细。治疗原则为平肝潜阳。常用药物有杞菊地黄丸或天麻钩藤饮加减，中药包括熟地黄、枸杞子、菊花、山茱萸、山药等。

（3）脾肾两虚型：脾肾两脏功能失调，导致气血不足、心神失养。表现为表情呆滞、沉默寡言、记忆减退等症状；舌淡白、舌体胖大，苔白，或舌红、苔少或无苔，脉沉细弱。治疗原则为培补脾胃，补肾填精。常用药物有还少丹加减，药物包括熟地黄、山药、牛膝、枸杞子、山茱萸、茯苓、杜仲等。

（4）痰浊蒙窍型：痰浊积于胸中，蒙蔽清灵之窍，导致神明不清。表现为表情呆钝、智力衰退、不思饮食等症状；舌淡，苔白腻，脉细滑。治疗原则为清痰通窍。常用药物有洗心汤加减，药物包括人参、半夏、陈皮、茯神、生枣仁等。

（5）瘀血阻滞型：瘀血阻滞，导致脑部供血不足，影响脑部功能。表现为表情呆钝、言语不利、善忘等症状；舌质黯或有瘀斑瘀点，脉细涩。治疗原则为活血化瘀。常用药物有通窍活血汤加减，药物包括桃仁、红花、川芎、赤芍等。

5. 八纲辨证

八纲辨证是中医的基本辨证方法之一，包括阴阳、表里、寒热、虚实8个方面。在AD的治疗中，八纲辨证可以帮助医生全面了解患者的病情，指导用药和治疗方向。

（1）阴证与阳证：阴证表现为神疲乏力、面色苍白、形寒肢冷等症状。在AD中，患者可能表现出阴证的特点，如反应迟钝、记忆力减退、精神萎靡等；阳证表现为烦躁易怒、头晕头痛、面红目赤等症状。尽管AD以阴证多见，但在某些阶段或个体中，也可能表现出阳证的特点，如情绪不稳定、焦虑等。

（2）表证与里证：AD主要表现为里证，与表证无直接关联。里证主要表现为脏腑功能失调，与心、肝、脾、肺、肾等脏腑密切相关。例如，肾虚可能导致脑髓空虚，脾虚则可能导致气血生化无源，从而影响脑部功能。

（3）寒证与热证：寒证在 AD 中较为常见，表现为脑髓失养、五脏气血亏耗等症状。患者可能表现出畏寒肢冷、面色苍白、舌苔白腻等体征。热证在 AD 中较少见，但也可能在某些情况下出现。热证多表现为肝火旺盛、痰热壅盛等症状，患者可能表现出心烦易怒、口干口苦、舌质红等体征。

（4）虚证与实证：虚证在 AD 中占据主导地位，主要表现为虚损证候。如肾精亏虚型患者可能出现反应迟钝、记忆力减退、神疲乏力等症状；脾肾两虚型患者则可能出现食欲不振、腹胀、腹泻等症状。实证在 AD 中较少见，但在疾病后期可能出现虚实夹杂的情况。实证多表现为痰浊蒙窍、瘀血阻滞等症状，患者可能出现头晕、健忘、神疲等症状。

6. 辨证论治

辨证论治是中医治疗 AD 的核心内容。中医通过辨证论治，对 AD 的治疗积累了丰富的经验。

（1）脾肾两虚

证候：记忆力减退、反应迟钝、神疲乏力、腰膝酸软、食欲不振、大便溏泄；舌象多舌淡、苔薄白，脉象细弱。

治法：健脾补肾，益气生精。

代表方剂：还少丹加减：熟地黄、杜仲、茯苓、山药、枸杞子、菖蒲、巴戟天等，可增强脾胃功能，补益肾精。

（2）髓海不足

证候：记忆力明显减退，甚至出现痴呆症状，伴有头晕耳鸣、腰膝酸软、失眠多梦等症状；舌淡、苔薄白，脉象细弱。

治法：填精补髓，益智安神。

代表方剂：河车大造丸：紫河车、龟板、熟地黄、天冬、麦冬、黄柏、茯苓等。有补益肾精、填髓充脑的功效。

（3）痰浊蒙窍

证候：表情呆钝、智力衰退、言语不清、痰涎壅盛；舌淡、苔白腻，脉滑。

治法：涤痰开窍，化浊醒神。

代表方剂：涤痰汤：半夏、陈皮、茯苓、胆南星、竹茹等。有祛痰开窍、清除脑部浊气的功效。

（4）瘀血内阻

证候：记忆力减退、智力衰退，常伴有面色晦暗、肌肤甲错；舌黯或有瘀斑瘀点，脉细涩。

治法：活血化瘀，开窍醒神。

代表方剂：通窍活血汤：桃仁、红花、川芎、赤芍等。有活血化瘀、通经活络、开窍醒神的功效。

（5）心肝火旺

证候：烦躁易怒、失眠多梦、记忆力减退；舌红、苔黄，脉弦数。

治法：清心泻火，安神定志。

代表方剂：黄连解毒汤：黄连、黄芩、黄柏、栀子等。有清心泻火、平抑肝阳、安神定志的功效。

（6）肝阳上亢

证候：头晕头痛、耳鸣耳聋、记忆力减退等症状，可能伴有高血压病史。舌象多为舌红、苔黄，脉弦。

治法：平肝潜阳，清热安神。

代表方剂：天麻钩藤饮：天麻、钩藤、石决明、黄芩、川牛膝等。有平肝潜阳、清热安神的功效。

（7）痰湿蒙闭

证候：表情呆钝、智力衰退、言语不清、痰涎壅盛等症状，与痰浊蒙窍证相似，但痰湿更为严重；舌淡、苔白腻，脉滑。

治法：燥湿化痰，开窍醒神。

代表方剂：二陈汤：半夏、陈皮、茯苓、甘草等。有燥湿化痰、开窍醒神的功效。

7. 常用中药

常用的中药方剂包括补肾益智方、健脾益气方、疏肝解郁方等。具体用药需根据患者的辨证结果和病情严重程度进行选择。中药治疗 AD 具有不良反应小、安全性高、疗效持久等优点。

（1）充足髓海：中医认为“脑为髓之海”，髓海不足则可导致 AD。因此，中药治疗时注重补充髓海，采用补肾填精的方法。常用药材包括熟地黄、枸杞子、龟板、鹿角胶等，这些药物具有补肾益精、填髓充脑的作用。

（2）滋补肝肾：肝肾两脏与 AD 密切相关。肝主疏泄，肾主藏精。肝肾不足则会导致气血失调，影响脑部功能。因此，中药治疗 AD 时需滋补肝肾，以调和气血。常用药材有山萸肉、女贞子、桑寄生、杜仲等，这些药物能够滋补肝肾、强筋健骨。

（3）清痰通窍：痰浊阻塞脑窍也是导致 AD 的一个重要因素。中药治疗时，需采用清痰通窍的方法，以化痰开窍。常用药材包括远志、石菖蒲、川贝母、胆南星等，这些药物能够化痰开窍、醒脑安神。

（4）活血化瘀：血瘀阻滞也是导致 AD 的一个常见原因。中药治疗时需采用活血化瘀的方法，以改善脑部血液循环。常用药材有桃仁、红花、川芎、丹参等，这些药物能够活血化瘀、通经活络。

（5）补虚泻实：AD 患者的体质差异较大，有的表现为虚证，有的表现为实证。中药治疗时需根据患者的具体情况，补虚泻实，以调整体内阴阳气血的平衡。对于虚证患者，可采用补益的方法，如用人参、黄芪、白术等补气健脾；对于实证患者，可采用泻实的方法，如用大黄、芒硝、枳实等泻下通便。

（6）培补脾胃：脾胃为后天之本，气血生化之源。脾胃功能失调会影响气血的生成和运行，进而影响脑部功能。因此，中药治疗 AD 时需注重培补脾胃，以增强体质、提高抗病能力。常用药材有党参、茯苓、白术、山药等，这些药物能够健脾和胃、益气养血。

（7）怡情易性：中医认为情志因素与 AD 的发生和发展密切相关。情志不畅会导致气机郁结、脏腑功能失调。因此，中药治疗 AD 时需注重怡情易性，通过调节情志来改善病情。这包括采用疏肝解郁、安神定志等方法，如用柴胡、郁金、合欢皮等疏肝解郁；用酸枣仁、远志、柏子仁等安神定志。

8. 其他疗法

除了中药治疗外，中医还提供了其他多种治疗 AD 的方法，如针灸、推拿、按摩等。这些方法可以辅助中药治疗，提高治疗效果。同时，中医还强调情志调养和饮食调养在AD治疗中的重要性，通过调节情志和饮食来增强体质、改善病情。

第二节　脑卒中的诊断与治疗

一、脑卒中基础知识

脑卒中是一种突然发生的脑血液循环障碍性疾病，中老年人多发，是危害中老年人健康的重大疾病之一，严重影响患者的生活质量。其具有高发病率、高致残率、高死亡率及高复发率的特点，常导致患者出现不同程度的后遗症。脑卒中主要分为缺血性脑卒中和出血性脑卒中，其中以缺血性脑卒中居多，本节内容主要针对缺血性脑卒中进行论述。

二、脑卒中的诊断

脑卒中的诊断主要基于病史和体格检查、影像学检查、实验室检查等。缺血性脑卒中的诊断要点有以下两点。

（1）具有突然发生的局灶性神经功能缺失，如头晕头痛、运动功能障碍、言语障碍、视力减弱等，少数可发生全面性神经功能缺失而造成昏厥或休克。

（2）头颅 CT 或 MRI 检查可见脑部梗死灶，或症状体征持续 24 h 以上，或在 24 h 内导致死亡。

三、脑卒中的治疗

对于脑卒中，目前临床有标准的治疗规范，包括静脉溶栓、取栓，抗血小板聚集，降压，营养神经改善认知功能，以及康复锻炼等，多数患者能够得到有效救治。

（一）一般治疗

缺血性脑卒中患者可根据情况常规予以吸氧，调节血压、血糖及体温，监测心脏功能并处理心脏病变等。血压在脑卒中的发病中具有重要作用，而脑卒中发生后引起的应激反应、脑水肿等又可引起血压升高，形成恶性循环，因此脑卒中的治疗应严格控制血压。

（二）血管再通治疗

1. 静脉溶栓

静脉溶栓是目前治疗急性缺血性脑卒中最有效的手段之一。对符合适应证、排除禁忌证的缺血性脑卒中患者，均应尽快给予静脉溶栓治疗，常用的药物有阿替普酶和替奈普酶。需要注意的是，静脉溶栓进行得越早，临床结局改善效果越好，一般推荐脑卒中应在发病的 4.5 h 以内尽快进行静脉溶栓。

2. 血管内治疗

血管内治疗属于介入治疗手段，适用于大血管闭塞性缺血性脑卒中。血管内取栓需在麻醉下进行，术中严密监测患者的血压、心率及心律。机械取栓常使用球囊导引导管进行，能够快速使血管再通，且并发症发生风险较低。支架取栓是常用的机械取栓方法，具有较高的取栓成功率，且不易造成远端栓塞和异位栓塞。

（三）其他药物治疗

1. 抗血小板药物

抗血小板治疗是缺血性脑卒中的基础性治疗之一，对于不符合静脉溶栓或介入治疗适应证的患者，应予以抗血小板治疗；在静脉溶栓或介入治疗后的患者，也应持续进行抗血小板治疗，以预防复发。常用的抗血小板药物有阿司匹林、氯吡格雷等。

2. 降纤药物

缺血性脑卒中患者血浆纤维蛋白原和血液黏度较高，可进行降纤治疗，降低血浆纤维蛋白原浓度，促进血栓溶解，并抑制血栓形成。常用的降纤药物有尿激酶、蚓激酶等。

3. 其他药物

缺血性脑卒中的治疗还可根据患者具体情况予以他汀类药物（如阿托伐他汀、瑞舒伐他汀）、改善循环药物（如丁基苯酞、人尿激肽原酶）、神经保护药物（如依达拉奉、银杏内酯）治疗。

四、脑卒中的康复与调理

脑卒中患者经规范治疗后需要长期服药以控制病情、预防复发，有些患者还可能遗留后遗症，影响日常活动能力，故往往需要进行康复与调理。

（一）物理治疗与康复训练

物理治疗是通过电疗、磁疗、光疗等物理方法，刺激神经肌肉功能、促进血液循环、缓解疼痛和僵硬感。根据患者的具体情况制订个性化的康复训练计划，帮助患者恢复或改善肢体功能、言语功能、吞咽功能等。常用的康复训练方法包括被动运动、主动运动、平衡训练、言语训练等。在物理治疗与康复训练过程中，需根据患者的具体情况和病情选择合适的物理方法和治疗参数，注重患者的安全和舒适度，逐渐增加训练难度和强度，在专业医师的指导下进行，以促进患者康复。

1. 物理治疗

物理疗法主要运用物理因子（如热、冷、光、电、磁等）进行治疗，以促进血液循环、缓解疼痛、减轻炎症、改善组织营养等。在脑卒中康复中，常用的物理疗法包括热疗、冷疗、光疗、电疗等，这些疗法可根据患者的具体情况和需求进行选择和应用。其中功能性电刺激是一种利用电流刺激肌肉收缩的治疗方法。在脑卒中康复中，功能性电刺激可以通过刺激患者的瘫痪肌肉，促进肌肉的收缩和放松，提高肌肉的力量和耐力。这种治疗方法对于改善患者的运动能力和生活自理能力具有重要作用。

2. 神经发育学疗法

神经发育学疗法是一种基于神经生理学原理的治疗方法，旨在通过特定的运动和刺激手段促进神经系统的发育和修复。在脑卒中康复中，神经发育学疗法可以帮助患者恢复神经肌肉功能，提高运动能力和生活质量。

3. 康复训练

（1）肢体运动训练：通过关节活动、肌肉锻炼等方式，提高患者的肌肉力量和关节灵活性。常用的训练方法包括主动运动、被动运动、助力运动等，根据患者的具体情况选择合适的训练方法和强度。

（2）肌力训练：肌力训练是恢复脑卒中患者肌肉力量的关键。通过针对性的肌肉锻炼，可以增强患者的肌肉力量和耐力，提高身体的整体运动能力。肌力训练可以包括等长收缩、等张收缩等多种方式，根据患者的具体情况和需求进行选择和应用。

（3）平衡能力训练：脑卒中患者常常伴有平衡能力下降的问题，因此平衡能力训练也是康复训练的重要组成部分。训练内容主要包括静态平衡训练和动态平衡训练，通过逐步增加难度和挑战性，提高患者的平衡能力和自我稳定性。

（4）语言功能训练：对于脑卒中后出现的语言障碍患者，语言功能训练是必不可少的。训练内容主要包括发音训练、词汇训练、语法训练、阅读理解训练等，通过反复练习和刺激，促进患者的语言功能恢复。

（5）认知功能训练：脑卒中患者常常伴有认知功能障碍，如记忆力下降、注意力不集中等。因此，认知功能训练也是康复训练的重要内容之一。训练内容主要包括注意力训练、记忆力训练、思维训练等，通过针对性的训练提高患者的认知能力和生活质量。

（6）日常生活锻炼：日常生活锻炼是脑卒中康复训练的重要环节，旨在帮助患者恢复日常生活自理能力。训练内容主要包括穿衣、洗漱、进食、行走等日常活动，通过反复练习和训练，提高患者的自理能力和生活质量。

4. 心理治疗

脑卒中患者在康复过程中常常面临各种心理问题，如焦虑、抑郁等。心理治疗可以帮助患者缓解心理压力，提高康复积极性。心理治疗内容主要包括心理咨询、心理疏导、心理支持等，通过与患者的交流和沟通，了解其心理需求并给予相应的支持和帮助。

（二）中药治疗

中药治疗在脑卒中的康复中占据重要地位，对于中老年脑卒中患者来说，中医的康复与调理方法是一种有效的辅助治疗和康复手段。根据中医理论，脑卒中后遗症多因气血不畅、经络阻滞所致。因此，治疗时应以活血化瘀、通经活络为主要原则。

在脑卒中的中药治疗中，应注意以下几点。

①辨证施治：根据患者的具体病情、体质、病因等因素进行综合分析，选择合适的药物进行治疗。

②长期坚持：中药治疗需要长期坚持，不能期望短时间内看到显著效果。

③配合良好的生活习惯和饮食调整：患者在用药期间应保持良好的生活习惯和饮食调整，以促进药物的吸收和发挥作用。

1. 中药内服

针对脑卒中康复期的患者，常用中药包括以下几类。

①祛风通络类中药：如牛黄清心丸、再造丸等，这些药物具有熄风止痉、通络止痛的作用，适用于脑卒中引起的口眼歪斜、偏瘫等症状。

②活血通络类中药：如血塞通分散片、中风回春片等，这些药物能够活血化瘀、舒筋活络，对于改善脑卒中引起的血液循环障碍、肢体麻木等症状有显著效果。

③补虚通络类中药：如安宫牛黄丸、苏合香丸等，这些药物可以补虚通络、增强体力，对于脑卒中后身体虚弱、恢复缓慢的患者有较好疗效。

应注意，中药的使用应在专业医师的指导下进行，患者不应自行购买和使用中药，以免因用药不当而加重病情或产生其他不良反应。在使用中药时，应注意与其他药物的配伍禁忌，避免因药物相互作用而产生不良反应。

2. 中药外治

中药外治对于脑卒中后遗症的康复也具有一定作用。常用的中药外治方法包括中药熏蒸、中药热敷、中药洗浴等。通过中药的渗透作用，能够直接作用于病变部位，促进血液循环、消除瘀血、缓解疼痛和僵硬感。在中药外治过程中，需选择合适的中药方剂和治疗方法，并注意避免药物过敏和不良反应。

（1）穴位贴敷：穴位贴敷是将药物制成贴剂或药膏，贴敷在特定的穴位上，通过药物的渗透和吸收作用达到治疗目的的一种方法。在脑卒中康复中，穴位贴敷可以促进局部血液循环、缓解肌肉痉挛、减轻疼痛。常用药物包括活血化瘀、疏通经络等中药成分。治疗时，应根据患者的具体病情和体质选择合适的药物和穴位进行贴敷，并注意药物的过敏反应和不良反应。

（2）中药熏洗：中药熏洗是将中药煎汤后，通过熏蒸或浸泡的方式作用于患者身体表面，以达到治疗目的的一种方法。在脑卒中康复中，中药熏洗可以促进局部血液循环、舒缓肌肉紧张、缓解疼痛。常用中药包括红花、当归、川芎等具有活血化瘀、疏通经络作用的药物。治疗时，应根据患者的具体病情和体质选择合适的药物和熏洗方式，并注意控制水温、时间和药物的浓度。

（3）中药离子导入：中药离子导入是利用电流或磁场的作用，将中药中的有效成分导入人体内部，以达到治疗目的的一种方法。在脑卒中康复中，中药离子导入可以促进药物的渗透和吸收，加速神经功能的恢复。治疗时，应根据患者的具体病情和体质选择合适的中药和导入方式，并注意操作的安全性和有效性。

（4）外洗推拿：外洗推拿疗法是将中药煎汤后用于局部洗涤，并结合推拿按摩的手法进行治疗的一种方法。在脑卒中康复中，外洗推拿疗法可以促进局部血液循环、缓解肌肉紧张、减轻疼痛。治疗时，应根据患者的具体病情和体质选择合适的中药和推拿手法，并注意操作的轻柔和准确。

（三）针灸疗法

针灸能够调和气血、疏通经络、平衡阴阳，对于改善脑卒中患者的肢体功能、语言功能、吞咽功能等方面具有积极作用。

1. 体针疗法

体针疗法是针灸治疗脑卒中的基本方法之一，通过刺激身体各个部位的穴位，达到治疗目的。

（1）头部穴位：如百会、风池、四神聪等，能够醒脑开窍、疏通经络。

（2）上肢穴位：如肩髃、曲池、手三里、合谷等，能够疏通经络、改善上肢功能。

（3）下肢穴位：如环跳、足三里、阳陵泉、太冲等，能够强筋健骨、改善下肢功能。

在体针疗法中，医生会根据患者的具体病情和体质，选择合适的穴位和针刺方法。针刺时需注意手法轻柔、准确，避免过度刺激和损伤。

2. 头皮针疗法

头皮针疗法是近年来在脑卒中治疗中逐渐兴起的一种针灸方法。该方法通过刺激头皮上的穴位，作用于脑部血管和神经，以改善脑血液循环和神经功能。头皮针疗法具有操作简便、安全有效等优点，在脑卒中康复中发挥着重要作用。

在头皮针疗法中，医生通常会在患者的头皮上选择特定穴位，以15° ~ 30° 刺入穴位。针刺后，留针时间一般为30 ~ 60分钟，根据患者的具体病情和反应，可适当调整留针时间和针刺角度。

头皮针疗法不仅可以改善患者的脑部血液循环和神经功能，还可以促进神经再生和修复。

3. 其他针灸法

除了体针和头皮针疗法外，耳针、手针、艾灸等疗法在脑卒中康复期也有一定应用。

（1）耳针疗法：通过在患者耳部的特定穴位上针刺，以调节全身气血和脏腑功能，达到治疗目的。

（2）手针疗法：在患者手部的特定穴位上针刺，以改善手部功能和促进神经再生。

（3）艾灸疗法：通过燃烧艾叶对穴位进行温热刺激，以温通经络、驱寒除湿、活血化瘀等，适用于脑卒中后肢体发凉、麻木等症状。

这些针灸方法各有特点，医生会根据患者的具体病情和体质选择合适的方法进行治疗。

（四）推拿按摩

推拿按摩对于脑卒中后遗症的康复也具有重要作用。通过对患者肢体进行轻柔的推拿按摩，能够促进肌肉松弛、改善血液循环、缓解疼痛和僵硬感。

1. 推拿按摩原则

（1）辨证施治：根据患者的具体病情、体质和病因，选择合适的推拿按摩方法和穴位。

（2）轻柔准确：手法应轻柔、准确，避免过度刺激和损伤。

（3）循序渐进：按摩应从轻到重、由浅入深，逐步增加力度和深度。

2. 推拿按摩方法

（1）点按攒竹

穴位位置：眉毛内侧边缘的凹陷处。

方法：左右手食指分别放在同侧穴位上，力度由轻到重，点按穴位直至发热为止。

（2）按压曲池

穴位位置：手肘屈曲后，肘部横纹外侧的末梢。

方法：操作者搓热双手，并将拇指指腹垂直按压患者该穴位，持续 1~3 分钟，可早晚各按压一次。

（3）按揉足三里

穴位位置：小腿前外侧，外膝眼下方 4 横指处。

方法：食指和中指并拢，以打圈的方式对该穴位进行按揉，直到患者微感酸痛为宜。

（4）按揉手指、脚趾

方法：由患者家属为患者按揉患侧手脚各指（趾），从大指（趾）依次轻柔按摩至小指（趾），注意每个面都要揉到，每个指（趾）揉2分钟。

（5）按揉四肢

方法：由患者家属为患者以较轻的力度按揉患侧的肢体，尤其是胳膊外侧和腿部后侧的肌肉，能有效防止肌肉萎缩。

3. 注意事项

（1）注意保暖：在推拿按摩过程中，患者需要注意保暖，避免受凉。

（2）清淡饮食：患者饮食应以清淡、易消化为主，避免辛辣、刺激性食物。

（3）保持良好情绪：患者应保持良好的心态，避免情绪激动，以免影响治疗效果。

第五章

骨伤科疾病的治疗与康复

第一节　骨伤科疾病基本治疗方法

一、正骨整脊

随着人口老龄化趋势的加剧，中老年人群的健康问题日益受到关注。其中，脊椎问题在中老年人群中尤为常见，如颈椎病、腰椎间盘突出等。这些问题不仅影响中老年人的生活质量，还可能引发一系列并发症。正骨整脊作为一种传统的中医治疗方法，以其独特的理论体系和操作技术，在解决中老年脊椎问题方面具有显著优势。

正骨整脊是一种古老的中医骨伤科治疗方法，主要通过手法调整脊柱及其周围的软组织，以恢复其正常的生理结构和功能，从而缓解或消除因脊柱错位、紊乱或周围软组织损伤引起的各种临床症状。正骨整脊强调手法治疗的精准性和整体性，旨在达到“骨正筋柔，气血以流”的治疗效果。

正骨整脊的诊疗范围广泛，主要包括颈椎病、腰椎间盘突出症、腰椎管狭窄、脊柱侧凸、肩周疼痛、膝关节疼痛等由脊柱错位、紊乱或周围软组织损伤引起的疾病。此外，正骨整脊还可以作为一种康复治疗手段，用于改善患者的运动功能和生活质量。

（一）正骨整脊技术

正骨整脊技术包括多种手法和治疗方法，其中常见的包括手法复位、牵引、推拿、按摩等。这些手法各有特点，适用于不同的脊椎问题和患者情况。手法复位是正骨整脊的核心技术之一，通过医生的手法和力度，使错位的脊椎关节恢复正常的生理位置。牵引则是利用机械力或患者自身的重力，对脊椎进行拉伸和牵引，以减轻脊椎的压力和疼痛。推拿和按摩则是通过手法刺激患者的经络和穴位，以疏通经络、调和气血，缓解疼痛和僵硬等症状。

在正骨整脊的操作过程中，医生需要根据患者的具体情况和症状表现，选择合适的手法和治疗方法。同时，医生还需要注意手法的力度和频率，在确保治疗效果的同时避免对患者的身体造成不必要的损伤。

1. 技术原理

正骨整脊技术的原理主要基于中医的经络学说、脏腑经络气血理论以及“筋出槽，骨错缝”的病理认识。中医认为，人体的脊柱是“督脉”所行之处，总督一身之阳气。当脊柱发生错位、紊乱时，会影响督脉的功能，导致气血运行不畅、脏腑功能失调，从而引发各种疾病。正骨整脊通过手法调整脊柱，可以疏通经络、调和气血，恢复脏腑功能的平衡。

同时，现代医学研究也发现，脊柱与人体多个系统之间存在密切的联系。脊柱的错位、紊乱会影响神经、肌肉、内分泌等多个系统的功能。正骨整脊技术通过调整脊柱的位置和姿势，可以改善这些系统的功能，从而缓解或消除患者的临床症状。

2. 正骨手法

中医正骨主要利用手法技巧对骨折、脱位等骨骼疾病进行复位和固定，以恢复关节的正常对合关系和骨骼的稳定性。正骨在中医骨伤科中占有重要地位，其独特的疗效和操作简便性得到了广大患者的认可。

正骨的治疗原则主要包括“整体观念”和“辨证施治”。整体观念要求医生在治疗过程中综合考虑患者的全身状况，通过手法技巧调整气血、疏通经络、平衡阴阳，以达到治疗目的。辨证施治则要求医生根据患者的具体病情，选用不同的手法和力度，以达到最佳治疗效果。

（1）正骨的原则。

①准确原则：手法的运用要准确无误，确保能够准确地作用于受伤部位，避免对周围正常组织造成不必要的损伤。根据患者的骨折部位、时间、严重程度及范围，选用合适的手法，确保治疗的针对性和有效性。

②轻柔原则：手法的力度要轻柔、轻巧，避免使用暴力或过度用力，以防止对骨折部位造成二次伤害。在正骨过程中，要注意患者的疼痛感受和表情，适时调整手法力度，确保患者在舒适和安全的状态下接受治疗。

③及时原则：骨折脱位处要及早正骨，避免影响软组织、血运及加重损伤。及时的正骨治疗可以有效地减轻患者的痛苦，促进骨折的愈合和恢复。

④稳妥原则：要根据患者的具体伤情稳妥正骨，不能一蹴而就。在正骨过程中，要密切关注患者的病情变化，及时调整治疗方案，确保治疗的安全和有效。

⑤原路返回原则：在正骨复位时，要按照原来骨折的反方向进行复位，即“原路返回”，以恢复关节或骨骼的正常对合关系。

⑥欲合先离原则：在复位前，有时需要先用外力将骨折或脱位的部位拔伸分离开，然后再进行复位，这样可以更好地调整骨折断端的位置和角度。

⑦借助杠杆原则：对于一些难以直接复位的骨折或脱位，可以巧妙地借助杠杆作用进行复位，如肩关节脱位时采用足蹬法就是利用杠杆原理进行复位。

通过遵循以上原则，正骨可以有效地治疗骨折、脱位等骨骼疾病，帮助患者恢复健康。需要注意的是，正骨应由经验丰富的专业医生进行操作，以确保治疗的安全性和有效性。

（2）正骨的操作方法。正骨依赖于医生对骨骼结构和病理变化的深入理解，以及熟练的手法技巧，根据患者的具体病情和脱位部位，选择合适的手法进行操作。操作时要求医生手法熟练、力量适中、动作协调，避免对患者造成二次伤害。

①手摸心会：医生首先通过手法触摸患者的受伤部位，以了解骨折或脱位的具体情况，如骨折的位置、方向、移位程度等。这一步骤对于确定后续的治疗方案和手法操作至关重要，医生需要细心体会，做到心中有数。

②拔伸牵引：在正骨前，需要对骨折或脱位的部位进行拔伸牵引，以克服肌肉紧张，为后续的复位操作创造条件。医生会根据受伤部位的不同，采用相应的牵引方法和力量，如持续牵引、间歇牵引等。

③旋转屈伸：旋转屈伸是正骨操作中的重要手法之一，它主要用于调整骨折断端或关节面的位置和方向。医生会根据骨折或脱位的类型，采用适当的旋转屈伸手法，如内旋、外旋、前屈、后伸等，使骨折断端或关节面达到最佳的对合关系。

④提按端挤：提按端挤是在复位过程中常用的手法之一，它主要用于纠正骨折断端的重叠移位或关节面的嵌顿。医生会用手掌、拇指或其他部位对患者的受伤部位进行提按、端挤等动作，使骨折断端或关节面逐渐复位。

⑤摇摆触碰：摇摆触碰是在骨折复位后常用的手法之一，它主要用于检查骨折断端或关节面的复位情况。医生会轻轻摇摆患者的肢体或触碰受伤部位，以感受骨折断端或关节面的稳定性，如有异常可及时进行调整。

⑥夹挤分骨：夹挤分骨是用于处理某些特殊类型骨折的手法之一，如桡骨远端骨折。医生会用手掌、手指或其他器械对患者的骨折部位进行夹挤、分骨等操作，使骨折断端分离并达到理想的复位状态。

⑦折顶回旋：折顶回旋是一种较为特殊的正骨手法，它主要用于处理一些

难以复位的骨折或脱位。医生先用力量将骨折或脱位部位顶起，然后进行回旋动作，使骨折断端或关节面在旋转中逐渐复位。

⑧按摩推拿：按摩推拿是正骨后常用的辅助手法之一，它可以促进局部血液循环和淋巴回流，加速肿胀消退和骨折愈合。医生会根据患者的具体情况，采用适当的按摩推拿手法和力量，如轻揉、推拿、拍击等。

需要注意的是，正骨是一项复杂而精细的技术操作，医生需要具备丰富的临床经验和高超的手法技巧。同时，在治疗过程中还需要充分考虑患者的年龄、体质、伤情等因素，制订个性化的治疗方案。对于正骨的操作方法，患者应遵循医生的建议和指导，以确保治疗的安全和有效。

3. 整脊手法

（1）手法复位：通过医生的手法和力度，使错位的脊椎关节恢复正常的生理位置。这需要医生具备丰富的经验和高超的技巧，以确保操作的精准性和安全性。

（2）牵引法：利用机械力或患者自身的重力，对脊椎进行拉伸和牵引，以减轻脊椎的压力和疼痛。牵引法可以单独使用，也可以与手法复位相结合，以达到更好的治疗效果。

（3）推拿法：通过手法刺激患者的经络和穴位，以疏通经络、调和气血，缓解疼痛和僵硬等症状。推拿法可以缓解肌肉的紧张度，改善关节的灵活度，有助于脊柱的康复。

（4）按摩法：对脊柱周围的肌肉进行按摩，以缓解肌肉疲劳和紧张度。按摩法可以放松患者的身心，为手法复位和牵引法创造更好的治疗条件。

（二）适应证与禁忌证

正骨适用于新鲜骨折、脱位、关节扭伤等骨骼疾病。但对于某些特殊情况，如骨折伴有血管神经损伤、关节内有游离骨块等，正骨可能不是最佳治疗方法。

同时，对于一些患有严重心血管疾病、骨质疏松等疾病的患者，正骨可能存在一定风险，需要在医生指导下进行。

1. 适应证

（1）骨折、关节脱位：新鲜闭合性骨折，骨折端无明显移位或移位较小者，可通过正骨进行复位和固定。关节脱位，如肩关节、髋关节等，可通过正骨进行复位。

（2）软组织劳损：由于长期劳累、姿势不良等原因导致的软组织劳损，如颈肩痛、腰痛等，可通过正骨进行舒筋活血、缓解疼痛。

（3）颈腰椎排列异常：由于姿势不当、年龄增长等原因导致的颈腰椎排列异常，可通过正骨整脊进行调整和矫正。病症包括：①颈椎病。表现为颈部疼痛、僵硬、活动受限等症状。正骨整脊可以通过手法调整颈椎的位置和姿势，缓解颈椎的压力和疼痛，改善颈椎功能。②腰椎间盘突出症。表现为腰部疼痛、下肢麻木、无力等症状。正骨整脊可以通过手法复位和牵引法，减轻腰椎间盘的压力和炎症，改善患者症状。③腰椎管狭窄症。表现为腰痛、行走困难、间歇性跛行等症状。正骨整脊可以通过手法调整腰椎的位置和姿势，扩大椎管空间，缓解患者症状。④脊柱侧凸。表现为脊柱向一侧弯曲、肩部不等高、骨盆倾斜等症状。正骨整脊可以通过手法矫正脊柱的侧凸，恢复脊柱的正常生理曲线。

（4）畸形：某些先天性或后天性原因导致的畸形，如 O 形腿、X 形腿等，可在一定程度上通过正骨进行改善。

2. 禁忌证

（1）感染性疾病、肿瘤：当患者存在骨折或脱位部位的感染性疾病时，如骨髓炎、关节结核等，禁止进行正骨，以免加重感染。骨折或脱位部位存在肿瘤时，也应避免正骨，以免肿瘤扩散或转移。

（2）局部皮肤病、破溃：当骨折或脱位部位存在皮肤病或破溃时，如湿疹、皮炎、开放性伤口等，正骨可能导致皮肤进一步受损或感染，应禁止正骨。

（3）神经压迫症状：如患者存在明显的神经压迫症状，如肢体麻木、无力、疼痛等，正骨可能导致神经进一步受损，应谨慎进行或避免。

（4）骨质疏松、孕期、经期：骨质疏松患者骨骼脆弱，正骨可能导致骨折加重或发生新的骨折，应慎重选择。孕期和经期女性由于生理变化，骨骼和软组织较为敏感，正骨可能产生不良影响，应谨慎操作或避免。

（5）血压异常、身体虚弱：高血压、低血压等血压异常患者，正骨可能导致血压波动，产生不良后果，应慎重选择。身体虚弱、营养不良等患者，正骨可能导致体力透支或加重病情，应避免进行。

（6）脊椎手术史、伤病史：存在脊椎手术史或脊椎部位严重伤病史的患者，正骨整脊可能导致手术部位或伤病部位受损，应谨慎选择或避免。

（三）治疗要求

（1）明确诊断：在治疗前，需要对患者进行详细的病史询问和体格检查，明确疾病诊断，排除禁忌证。

（2）个体化治疗：每个患者的体质和病情都有所不同，医生需要根据患者的具体情况制订个性化的治疗方案。

（3）手法精准：医生需要熟练掌握正骨整脊的手法技巧，确保手法的精准性和安全性。在操作过程中，要注意手法的力度和频率，避免过度用力或操作不当导致患者受伤。

（4）配合其他治疗：正骨整脊治疗通常需要与其他治疗方法相结合，如针灸、拔罐、中药等，以达到更好的治疗效果。

（四）注意事项

患者在治疗期间需要注意休息和保暖，避免过度劳累和受凉。同时，需要保持良好的心态和情绪状态，避免因情绪波动而对治疗产生不良影响。

（五）中老年正骨整脊的特点

中老年人群的正骨整脊治疗具有一定的特殊性。首先，中老年人的身体素质和耐力相对较差，需要医生在操作过程中更加细致和谨慎。其次，中老年人的脊椎问题往往较为复杂和严重，需要医生具备较高的专业水平和临床经验。此外，中老年人的心理状态也可能对治疗效果产生影响，需要医生在治疗过程中给予患者充分的关心和安慰。

针对中老年人群的特点，正骨整脊治疗需要更加注重患者的个体差异和病情特点。医生需要充分了解患者的病史和病情表现，制订个性化的治疗方案。同时，医生还需要在治疗过程中密切关注患者的反应和病情变化，及时调整治疗方案和手法力度。

二、中药外敷

中药外敷是通过将中药制剂直接敷于患处，利用药物的渗透作用，达到舒筋活血、消肿止痛、促进骨折愈合等治疗效果。中药外敷具有操作简便、作用直接、不良反应小等优点。

（一）中药外敷的原理

中药外敷通过药物直接作用于人体外部皮肤或患处，达到治疗疾病的目的。中药外敷的原理主要包括以下方面。

1. 透皮吸收机制

中药外敷的透皮吸收机制是指药物经过皮肤角质层、毛囊和汗腺等通道，渗透进入皮下组织、肌肉和骨骼等部位，从而发挥其治疗作用。皮肤是人体最大的器官，具有丰富的血管和神经末梢，药物通过透皮吸收可以迅速进入血液循环系统，到达病变部位。

透皮吸收受多种因素影响，如药物本身的性质（分子量、脂溶性、电荷等）、皮肤的生理状态（温度、湿度、角质层厚度等）以及药物制剂的配方和工艺等。

因此，在中药外敷时，需要根据药物的特性和患者的病情选择合适的药物和敷药方式，以提高药物的透皮吸收率。

2. 局部刺激作用

中药外敷可以产生局部刺激作用，通过刺激皮肤神经末梢和血管，促进局部血液循环和淋巴回流，加速新陈代谢和炎症消退。这种局部刺激作用可以缓解疼痛、消除肿胀、促进伤口愈合等。同时，中药外敷还可以通过刺激经络穴位，达到疏通经络、调和气血、平衡阴阳的作用，从而治疗相关疾病。

3. 药效作用

中药外敷的药效作用是指药物本身具有的治疗作用。中药中的有效成分可以通过透皮吸收进入体内，发挥其药效作用。不同的中药具有不同的药效作用，如清热解毒、活血化瘀、祛风除湿等。在中药外敷时，医生会根据患者的病情选择合适的中药进行外敷治疗。

4. 整体调节作用

中药外敷不仅具有局部治疗作用，还可以通过经络系统对人体进行整体调节。中医认为，人体的经络系统连接着五脏六腑和四肢百骸，通过经络系统可以将药物的作用传递到全身各个部位。因此，中药外敷可以通过调节经络系统，改善人体内部环境，增强机体免疫力，达到治疗疾病的目的。

（二）中药外敷的方法

中药外敷的方法有多种，常用的有湿敷、热敷、贴敷等。湿敷是将中药制剂浸泡在纱布或棉垫中，然后敷于患处；热敷则是将中药制剂加热后敷于患处；贴敷则是将中药制剂制成药膏或药贴，直接贴于患处。医生会根据患者的具体病情和药物性质，选择合适的外敷方法。

1. 准备工作

在进行中药外敷之前，要做好充分的准备工作。这包括清洁患处、准备所需的工具和材料，以及确保操作环境的安全和卫生。

（1）清洁患处：使用温水和温和的清洁剂清洁患处，去除污垢和油脂，以便药物更好地渗透和吸收。

（2）准备工具：根据外敷的需要准备相应的工具，如纱布、绷带、棉签、药勺等。

（3）操作环境：确保操作环境清洁、通风、温暖，以避免感染和其他不良影响。

2. 中药准备

中药外敷的关键在于选择合适的中药和正确的制备方法。

（1）选择合适的中药：根据患者的病情和中医诊断结果，选择具有相应疗效的中药。例如，对于跌打损伤，可以选择具有活血化瘀作用的中药。

（2）制备方法：中药的制备方法包括煎煮、研磨、榨汁等多种方式。一般来说，需要将中药煎煮成浓缩液或研磨成粉末，以便外敷使用。

3. 外敷操作

外敷操作是中药外敷的核心步骤，需要仔细操作以确保药物的有效渗透和吸收。

（1）涂抹药物：将准备好的中药浓缩液或药膏均匀地涂抹在患处或需要治疗的部位上。对于固体中药粉末，可以先用适量水或醋调成糊状，再涂抹在患处。

（2）固定药物：涂抹药物后，使用纱布、绷带等来固定药物，以防药物流失和污染衣物。固定时要注意松紧适度，避免过紧导致血液循环不畅。

（3）保持时间：根据药物的性质和医生的建议，把控外敷药物在患处的时间。一般来说，中药外敷的持续时间可以从几个小时到几天不等。

（三）中药外敷的注意事项

中药外敷通过药物直接作用于患处，能够达到缓解疼痛、消肿散瘀、促进愈合等治疗效果。然而，为确保治疗的安全性和有效性，患者在进行中药外敷时，需特别注意以下事项。

1. 专业医师指导

在进行中药外敷前，务必咨询专业医师，并遵循其指导。医师会根据患者的具体病情、体质和药物过敏史等因素，制订合适的治疗方案，确保药物选用正确、使用方法得当。

2. 皮肤评估

在开始外敷治疗前，应对患处皮肤进行详细评估。注意检查皮肤是否有破损、感染、过敏等异常情况。对于存在皮肤问题的患者，应在医师指导下进行处理，待皮肤恢复正常后再进行外敷治疗。

3. 操作前告知

在进行中药外敷前，医师应向患者详细解释治疗的目的、方法、注意事项以及可能出现的反应等。患者应认真听取医师的讲解，并在治疗过程中积极配合医师的工作。

4. 注意温湿度

中药外敷的效果与温度和湿度有关。一般来说，适当的温度能够促进药物的吸收和渗透，而过高的温度则可能烫伤皮肤。因此，在外敷过程中，应注意控制药物的温度，避免烫伤皮肤。同时，保持患处适当的湿度也有助于药物的吸收和渗透。

5. 衣着与防护

在进行中药外敷时，患者应注意衣着和防护。避免穿着过紧或材质粗糙的衣物，以免刺激患处皮肤。同时，可使用纱布、绷带等物品固定药物，防止药物流失和污染衣物。对于易过敏的患者，可佩戴手套等防护用品，减少与药物的直接接触。

6. 饮食调整

在中药外敷治疗期间，患者应注意饮食调整。避免食用辛辣、油腻、生冷等刺激性食物，以免影响药效。同时，保持饮食均衡，多摄入富含维生素和蛋白质的食物，有助于促进伤口修复和愈合。

7. 过敏预防

中药外敷过程中，部分患者可能出现过敏反应。因此，在使用新药或首次进行外敷治疗时，应密切观察患者的反应。如患者出现红肿、瘙痒、疼痛等不适症状，应立即停止外敷并就医。对于已知对某些药物过敏的患者，应避免使用含有这些成分的药物。

8. 复诊

中药外敷治疗需要一定的时间才能产生效果。在治疗期间，患者应按照医师的要求定期复诊，以便医师及时了解患者的病情变化和治疗效果。如有需要，医师会根据患者的具体情况调整治疗方案，确保治疗的针对性和有效性。

三、小夹板与石膏外固定

小夹板与石膏外固定都是骨折后常用的固定方法，它们各自具有不同的适用范围和优势。

（一）小夹板外固定

1. 应用范围

（1）四肢闭合性的管状骨骨折：小夹板主要用于四肢的骨折，例如肱骨、尺骨、桡骨、胫骨、腓骨等部位的骨折。这类骨折通常没有与外界相通的开放性伤口，因此适合使用小夹板进行固定。对于一些特定的骨折类型，如四肢骨裂和四肢对线良好的骨折，小夹板固定尤为适用。骨裂属于不严重的骨骼损伤，而小夹板固定可以防止骨裂部位进一步受损。对于四肢对线良好的骨折，即骨折断端没有出现偏移或偏移小于 3 mm 的情况下，小夹板固定可以防止骨折偏移的情况发生。

（2）四肢开放性骨折：对于创口较小，且经过处理创口已经愈合的四肢开放性骨折，小夹板固定也是一种选择。然而，这需要医生根据患者的具体情况和伤口愈合情况判断是否适用。

（3）四肢陈旧性骨折：对于适合手法复位的四肢陈旧性骨折，小夹板固定也是一个有效的治疗方法。它可以帮助固定骨折部位，促进骨折愈合。

2. 特点与优势

小夹板固定具有固定可靠、骨折愈合快、功能恢复好、治疗费用低、并发症少等优点。它能够有效地防止骨折成角、旋转、侧方移位等不良情况的发生，同时由于其一般不包括骨折的上下关节，便于患者及早进行功能锻炼，促进骨折愈合和关节功能的恢复。

（1）无创性固定：小夹板固定是一种无创性的治疗方法，无须通过手术切开皮肤或肌肉组织，因此减少了患者的痛苦和手术风险。这种无创性的固定方式有利于患者的康复，减少了并发症的发生。

（2）取材方便，价格低廉：小夹板通常由木材、纸板、塑料板等材料制成，这些材料来源广泛，易于获取。医生可以根据患者的具体病情和骨折部位选择合适的材料，进行个性化的固定设计。小夹板的成本较低，这种经济实惠的治疗方法为患者减轻了经济负担，使得更多的患者能够接受和承担治疗。

（3）操作简单，可视可调：小夹板固定的操作相对简单，医生可以通过手法复位将骨折断端对位后，使用小夹板进行固定。小夹板固定具有可视性和可调性。医生可以通过观察小夹板的位置和松紧度来判断骨折的固定情况，并随时进行调整。这种可视可调的特性使得小夹板固定更加灵活和可靠，能够适应不同患者的病情和治疗需求。

（4）固定灵活，稳定可靠：小夹板固定具有一定的弹性和韧性，能够根据患者的具体病情和骨折类型进行灵活的固定设计，提高了治疗的针对性和有效性。同时，由于小夹板固定具有稳定性和可靠性，能够有效地促进骨折愈合和关节功能的恢复，使得患者的恢复速度更快。

（5）便于早期锻炼：小夹板固定一般不包括骨折的上下关节，因此患者可以在固定期间进行早期的关节活动和功能锻炼。这种早期的锻炼有助于防止关节僵硬和肌肉萎缩，促进骨折愈合和关节功能的恢复。

3. 注意事项

小夹板固定具有简单、易操作等优点。在实际应用过程中，还需要严格遵循一系列注意事项，以确保固定的有效性和患者的安全。以下是关于小夹板固定的注意事项。

（1）患体抬高：在患者接受小夹板固定后，应确保受伤肢体高于心脏水平，以减少肿胀和疼痛。患体抬高可以通过在肢体下方垫上枕头或棉被来实现，同时注意避免长时间压迫导致不适。

（2）观察血运：血运是小夹板固定过程中需要密切关注的指标。在固定期间，要定期检查患肢的皮肤颜色、温度、肿胀程度及末梢动脉搏动等情况，以便及时发现并处理血运障碍。若出现皮肤发紫、发白、温度降低或感觉麻木等异常情况，应立即就医。

（3）调整松紧度：小夹板的松紧度直接影响固定效果。在固定初期，由于患肢肿胀程度的变化，需要适时调整夹板的松紧度。过紧可能导致压迫性溃疡（即压疮）或神经血管损伤，过松则可能导致骨折移位。因此，医生应定期评估夹板的松紧度，并根据需要进行调整。

（4）预防压迫性溃疡：压迫性溃疡是小夹板固定过程中可能出现的并发症之一。为预防此并发症的发生，应确保夹板边缘光滑、无锐利突起，并在夹板与皮肤之间垫上柔软的衬垫。同时，要定期检查夹板下皮肤的情况，一旦发现皮肤红肿、疼痛或破损等异常情况，应立即处理。

（5）清洁与维护：保持夹板的清洁和干燥对于预防感染和并发症至关重要。在固定期间，要定期清洗夹板及其周围皮肤，保持其清洁干燥。若夹板出现污染或损坏，应及时更换。此外，还要注意避免夹板受到潮湿或污染的环境影响。

（6）功能锻炼：功能锻炼是小夹板固定过程中促进患肢功能恢复的重要措施。在固定期间，医生应指导患者进行适当的功能锻炼，如关节活动、肌肉收缩等，以促进血液循环和肌肉力量的恢复。但应注意锻炼时幅度不宜过大，以免影响固定的稳定性。

（7）定期复查：定期复查是小夹板固定治疗中的关键环节。医生应根据患者的病情和固定的时间安排复查，评估固定的效果及患肢的恢复情况。若出现骨折移位、固定失效或并发症等情况，应及时处理并调整治疗方案。

（二）石膏外固定

1. 应用范围

（1）骨折和软组织损伤的固定：石膏外固定特别适用于四肢闭合性骨折，如肱骨、尺骨、桡骨、胫骨、腓骨等部位的骨折。它可以有效稳定骨折部位，防止骨折端移位，促进骨折愈合。对于软组织损伤，如韧带肌腱损伤，石膏外固定也可以提供必要的稳定性，促进损伤组织的修复。

（2）防止和矫正畸形：在神经肌肉不平衡、脊柱侧凸等情况下，石膏外固定可以预防畸形的发生，避免病情进一步恶化。对于已有的畸形，如畸形足、先天性马蹄内翻足等，石膏外固定也可以用于矫正畸形，恢复正常的肢体形态和功能。

（3）肢体和关节的制动：对于因化脓性感染、结核性感染以及不同原因引起的关节滑膜炎等，石膏外固定可以用作肢体和关节的制动，减轻炎症和疼痛，促进病情稳定。

（4）改善关节功能：对于某些神经损伤引起的关节功能障碍，如桡神经损伤引起的腕下垂，石膏外固定可以通过稳定固定关节，改善关节功能，提高患者的生活质量。

（5）手术后的固定：在某些手术后，如管状骨骨移植、截骨术以及关节融合术后，石膏外固定可以作为术后固定方法，确保手术效果，促进患者康复。

（6）制作临时假肢的训练用接受腔等：石膏外固定除了直接用于医疗治疗外，还可以用于制作临时假肢的训练用接受腔等，为患者的康复提供辅助。

需要注意的是，石膏外固定的使用时间、固定部位、固定方式等都需要根据患者的具体病情和医生建议来确定。同时，在石膏固定期间，患者需要定期到医院复查，以确保固定的稳定性和安全性。此外，由于石膏固定具有弹性小、可能导致压疮等缺点，因此在使用过程中需要特别注意患者的舒适度和安全性。

2. 特点与优势

（1）塑形灵活，固定精准：石膏外固定采用的材料是天然的硫酸钙矿石，经过加工后形成非结晶的粉末，具有很强的可塑性。这种材料能够按照患者体形和伤肢形状进行塑形，具有很高的塑形灵活性，能够精准固定。

（2）固定稳固：石膏绷带在温水中浸泡后，可以缠绕于肢体，干燥后变成坚硬的固体，能够稳定固定骨折或受伤部位，防止移位或进一步损伤。

（3）搬运便利：由于石膏固定后成为坚硬的固体，患者的受伤部位在移动或搬运时不易受到进一步伤害，方便患者进行各种必要的活动。

（4）经济实惠：石膏外固定的材料成本相对较低，降低了患者的治疗费用，使更多的患者能够接受治疗。

（5）操作简单：使用石膏进行外固定的操作简单易学，医生可以快速地完成固定过程，减少患者的等待时间。

对于新型的石膏绷带，如高分子材料（树脂、聚氨酯等）制成的绷带，除了具有传统石膏绷带的优点外，还具有以下优势。①强度高、重量轻：新型石膏绷带具有更高的强度，同时重量更轻，减少了患者的负担。②透气性好、透光性强：新型石膏绷带具有良好的透气性和透光性，便于观察受伤部位的恢复情况，同时也减少了患者的不适感。③不怕水、少皮肤过敏反应：新型石膏绷带不怕水，患者可以在固定期间进行正常的洗澡等活动，同时也减少了皮肤过敏反应的发生。

3. 注意事项

（1）固定前的准备：①清洁肢体：在石膏固定前，确保肢体或躯体的清洁，如有伤口，应进行换药处理。②患者教育：向患者解释石膏固定的目的、注意事项和可能的并发症，以便患者能够积极配合治疗。

（2）固定后的注意事项：①维持位置：在石膏刚刚打上之后，应保持石膏的原有位置，直到石膏完全凝固，以保证其稳定性。②抬高患肢：将患肢抬高，以促进血液回流，减轻肿胀。对于下肢，一般平卧位至少抬高 30° 左右；对于上肢，应悬吊在胸前。③观察血运：密切观察肢体血液循环及有无疼痛。经常检查指（趾）间皮肤的颜色和温度，并与健侧比较。如发现异常，如皮肤青紫、发冷或感觉剧烈疼痛、麻木等，可能是血液循环障碍，应及时联系医生处理。④注意压迫症状：早期症状是局部持续性的疼痛，时间稍久则可能引起皮肤坏死和压疮。如有此类症状，应及时在疼痛处开窗或更换石膏。⑤保暖与通风：在寒冷季节，应注意石膏绷带固定部位的保暖，防止因受凉导致远端发生肿胀等情况；在酷暑季节，要注意通风，避免中暑。⑥保护石膏：保持石膏的整洁，避免沾污。在翻身或改变体位时，应保护石膏，避免折裂。搬动运送伤员时，注意避免折断石膏，如有折断应及时修补。⑦功能锻炼：石膏固定期间，应注意未固定关节的功能锻炼，以促进肢体血液循环；保持关节软骨的营养和关节活动范围，以利于骨折愈合。⑧皮肤护理：如感觉石膏内皮肤瘙痒，可用细长小棒，将一头打磨圆滑探进管形石膏内轻压发痒部位，但必须保证不划破皮肤。⑨饮食与护理：需卧床患者宜多进食粗纤维食物、多饮润肠通便饮品。每天温水擦浴 1 次，并按摩受压部位，预防褥疮发生。

（3）特殊情况的处理：①肢体肿胀消退后：如果肢体肿胀消退后，石膏固定过松，失去固定作用时，应及时更换石膏。②石膏松动或断裂：如果石膏出现松动或断裂，应及时就医，由医生根据情况进行修补或更换。

（4）定期复查：石膏固定后需要定期复查，以便及时了解患者的恢复情况，并根据需要调整治疗方案。

遵循以上注意事项，可以确保石膏外固定的效果，促进患者的康复。

第二节　骨折与脱位的诊断与治疗

骨折与脱位是骨科常见的两种损伤类型，尤其在中老年人群中，由于骨骼退行性变、骨质疏松等原因，这两种损伤的发生率相对较高。中老年骨折与脱位不仅给患者带来身体上的痛苦，还可能影响其生活质量，甚至危及生命。

一、骨折与脱位的基础知识

（一）骨折的定义与分类

骨折是由于外力或内在因素导致骨骼承受的力量超过了其承受能力，从而使得骨骼的完整性受到破坏或连续性中断。骨折的发生可能伴随着周围软组织的损伤，如血管、神经、肌肉等的损伤，这些损伤往往会对患者的日常生活和康复过程产生明显影响。骨折通常具有明确的疼痛、肿胀、畸形、活动受限等临床表现。疼痛是骨折最明显的症状，因为骨折处的骨骼和软组织受到损伤，产生炎症反应和疼痛信号。肿胀则是由于骨折处的血液循环受到影响，组织液渗出形成。畸形则是因为骨折后骨骼的连续性中断，使得骨折端在移动时形成不正常的形态。活动受限则是由于疼痛和骨骼的错位导致患者无法正常活动。

根据骨折部位、形态和稳定性等因素，骨折可分为多种类型。

1. 按照骨折与外界相通性分类

（1）闭合性骨折：骨折处皮肤或黏膜完整，骨折端不与外界相通。

（2）开放性骨折：骨折处皮肤或黏膜破裂，骨折端与外界相通。

2. 按照骨折程度分类

（1）完全性骨折：骨骼的连续性完全中断，包括横形、斜形、螺旋形、粉碎性等多种类型。

（2）不完全性骨折：骨骼的连续性部分中断，如青枝骨折（多见于儿童）等。

3. 按照骨折稳定程度分类

（1）稳定性骨折：骨折端不易移位或复位后不易再发生移位者。

（2）不稳定性骨折：骨折端易移位或复位后易再发生移位者。

4. 按照骨折的形态分类

（1）横形骨折：骨折线与骨干纵轴垂直或接近垂直。

（2）斜形骨折：骨折线与骨干纵轴呈一定角度的斜形。

（3）螺旋形骨折：骨折线呈螺旋状。

（4）粉碎性骨折：骨质碎裂成三块以上，称为粉碎性骨折。

（5）青枝骨折：多发生在小儿，骨质部分断裂，骨膜及部分骨质未断。

（6）凹陷性骨折：骨折片局部下陷，如颅骨凹陷性骨折。

（7）嵌入骨折：骨折片相互嵌入。

（8）压缩性骨折：松质骨因压缩而变形，如椎骨和跟骨。

（9）骨骺分离：属于特殊类型的骨折，骨骺的骨折断面可带有部分骨组织，或不带骨组织仅为一薄层骨膜下分离。

5. 按照骨折发生的时间分类

（1）新鲜骨折：一般指骨折后 3 周内的骨折。

（2）陈旧性骨折：一般指骨折超过 3 周的骨折。

6. 按照骨折的原因分类

（1）外伤性骨折：由直接暴力、间接暴力或积累性劳损等因素导致。

（2）病理性骨折：由于骨骼本身的疾病（如骨质疏松、骨髓炎等）导致的骨折。

每种骨折类型都有其独特的特点和处理方法，医生需要根据患者的具体情况进行准确的诊断和治疗。

（二）脱位的定义与分类

脱位是指关节面的相对位置发生改变，失去正常的对合关系，导致关节功能丧失。构成关节的骨端关节面脱离正常位置，引起关节功能障碍者，即称为关节脱位。脱位可以由暴力作用或关节病变引起，表现为关节疼痛、肿胀、畸形和功能障碍等。脱位不仅会影响患者的日常生活和工作，还可能导致关节的进一步损伤和并发症。

脱位的分类方法多样，以下介绍几种常见的分类方式。

1. 按照脱位的方向分类

（1）前脱位：指关节的骨端向前移位，常见于肩关节、下颌关节等。

（2）后脱位：指关节的骨端向后移位，如髋关节后脱位等。

（3）上脱位：指关节的骨端向上移位，例如肘关节的上脱位。

（4）下脱位：指关节的骨端向下移位，如踝关节的下脱位。

（5）中心脱位：某些关节如髋关节，可能发生股骨头从髋臼中心移出的中心脱位。

2. 按照脱位的原因分类

（1）外伤性脱位：由直接暴力或间接暴力引起的关节脱位，如交通事故、运动损伤等。

（2）病理性脱位：由于关节本身疾病（如关节囊松弛、关节病变等）导致的脱位。

（3）先天性脱位：出生时即存在的关节脱位，如先天性髋关节脱位。

3. 按照脱位的程度分类

（1）完全性脱位：关节的骨端完全脱离正常位置。

（2）不完全性脱位：关节的骨端部分脱离正常位置，但仍保持一定的对合关系。

4. 按照脱位的稳定性分类

（1）稳定性脱位：脱位后关节囊和周围组织能够维持关节的稳定性，不易再发生脱位。

（2）不稳定性脱位：脱位后关节囊和周围组织无法维持关节的稳定性，容易再次发生脱位。

5. 按照脱位发生的时间分类

（1）新鲜脱位：指脱位发生在近期内，通常指伤后 2~3 周内的脱位。

（2）陈旧性脱位：指脱位时间已久，关节内已有粘连或骨化等改变的脱位。

6. 按照脱位后关节囊的完整性分类

（1）开放性脱位：脱位时关节囊破裂，关节腔与外界相通，多发生于车祸或高能量损伤。

（2）闭合性脱位：脱位时关节囊未破裂，关节腔与外界不相通。

了解脱位的分类有助于医生更准确地进行诊断和治疗。不同类型的脱位有不同的临床表现和处理方法，因此，医生在诊断时应综合考虑患者的病史、体格检查和影像学检查等结果，以确定脱位的类型和严重程度，制订相应的治疗方案。

（三）中老年骨折与脱位的特点

1. 中老年骨折的特点

（1）骨质疏松：中老年人群普遍存在骨质疏松现象，这使得骨骼在受到外力作用时容易发生骨折。骨质疏松导致的骨折多为脆性骨折，即骨折发生在低能量冲击下，如跌倒等。

（2）骨折部位特殊：中老年骨折多发生在髋部、脊柱、腕部等部位。其中，髋部骨折是中老年人群最常见的骨折类型之一，其致残率和致死率较高。

（3）并发症多：中老年骨折患者常伴有多种并发症，如心血管疾病、糖尿病、呼吸系统疾病等。这些并发症不仅增加了治疗难度，还可能影响患者的康复进程。

2. 中老年脱位的特点

（1）外伤性脱位多见：中老年脱位多由于外伤引起，如跌倒、车祸等。此外，部分中老年人群由于关节退行性变、韧带松弛等原因，也容易出现脱位现象。

（2）脱位后关节功能障碍：脱位后，关节面相对位置发生改变，导致关节功能丧失。中老年脱位患者常表现为关节肿胀、疼痛、活动受限等症状。

（3）复位困难：由于中老年人群关节退行性变、骨质疏松等原因，脱位后复位较为困难。部分患者可能需要手术复位才能恢复关节功能。

二、骨折与脱位的诊断

（一）诊断方法

1. 病史询问

详细询问患者病史，了解受伤原因、受伤部位、受伤时间等信息，对骨折与脱位的诊断具有重要意义。

2. 体格检查

对患者进行详细的体格检查，观察受伤部位是否有肿胀、疼痛、畸形等症状，并进行关节活动度测试等，有助于初步判断骨折与脱位的类型和程度。

3. 影像学检查

常用的影像学检查方法包括 X 线、CT、MRI 等。这些检查方法可以清晰地显示骨折与脱位的部位、类型和程度，为治疗方案的制订提供重要依据。

（二）鉴别诊断

1. 骨折与脱位的鉴别

骨折与脱位在临床表现和影像学检查上具有一定的相似性，但二者在病因、治疗和预后方面存在较大差异。因此，在诊断时需要仔细鉴别。一般来说，骨折多表现为骨折部位的疼痛、肿胀和畸形等症状，而脱位则表现为关节部位的肿胀、疼痛和关节功能障碍等症状。

2. 不同类型骨折与脱位的鉴别

不同类型的骨折与脱位在临床表现和影像学检查上也有所不同。例如，稳定性骨折与不稳定性骨折在治疗方法上存在差异；先天性脱位与外伤性脱位在病因和治疗方法上也有所不同。因此，在诊断时需要仔细鉴别不同类型的骨折与脱位。

三、骨折与脱位的治疗

（一）骨折的治疗

根据骨折的类型和程度选择合适的治疗方案。对于稳定性骨折和无移位骨折可采用保守治疗方法，如外固定、牵引等；对于不稳定性骨折和移位骨折则需要采用手术治疗方法，如内固定等。同时，对于中老年骨折患者还需要注意预防并发症的发生，如心血管疾病、肺部感染等。

（二）脱位的治疗

脱位的治疗主要包括手法复位和手术复位两种方法。对于新鲜脱位且关节囊未破裂的患者可采用手法复位；对于陈旧性脱位或关节囊已破裂的患者则需要采用手术复位方法。在复位后还需要进行固定和康复训练等措施以促进关节功能的恢复。

第三节　跌打损伤的治疗

跌打损伤是指由于跌倒、撞击等外力作用导致的软组织损伤、瘀血、肿胀和疼痛。

一、西医治疗方法

（一）药物治疗

西医通常会根据伤情开具非甾体抗炎药物来减轻疼痛和炎症。对于严重的损伤，可能会使用更强效的止痛药或肌肉松弛剂。

（二）物理治疗

物理治疗包括冷敷、热敷、超声波治疗和电刺激等。这些方法可以帮助减轻疼痛，减少肿胀，加速组织修复。

（三）手术治疗

在严重的跌打损伤情况下，西医可能会建议进行手术治疗。例如，骨折需要通过手术复位和固定来保证骨头的正常愈合。

二、中医治疗方法

中医在治疗跌打损伤方面有着悠久的历史和丰富的经验，常用的方法包括针灸、中药、推拿和按摩等。

（一）针灸

针灸通过刺激人体的特定穴位，疏通经络，调节气血，具有止痛和消肿的效果。对于跌打损伤，针灸能够有效缓解疼痛，加速伤口愈合。常用穴位包括以下几个。

（1）阿是穴：即疼痛点，直接在疼痛部位进行针灸，可以快速缓解疼痛。

（2）曲池穴：位于肘部外侧，具有消肿止痛的作用。

（3）合谷穴：位于手背，具有镇痛和调节全身气血的作用。

（二）中药治疗

中药常用于内服和外敷。

（1）内服中药：常用的方剂包括活血化瘀、消肿止痛的药物。例如，云南白药、三七粉、丹参等。这些药物可以促进血液循环，消散瘀血，加速组织修复。

（2）外敷中药：常用的有跌打损伤膏药和中药熏洗。外敷药物通过皮肤吸收，直接作用于患处，具有消肿止痛的效果。例如，跌打丸、红花油等。

（三）推拿和按摩

推拿和按摩是通过手法对患处进行按压、揉搓、推拿等操作，达到治疗目的。推拿按摩可以松解肌肉痉挛，促进局部血液循环，缓解疼痛和肿胀。

（1）按压法：在疼痛点或穴位进行按压，力度适中，有助于缓解疼痛。

（2）揉搓法：在患处进行揉搓，促进血液循环，减少肿胀。

（3）推拿法：沿着经络和肌肉走向进行推拿，可以放松肌肉，改善局部循环。

（四）中医传统疗法

其他传统疗法包括艾灸、拔罐、刮痧等，这些方法也在跌打损伤的治疗中应用广泛。

（1）艾灸：艾条点燃后在患处进行熏烤，具有温经通络、散寒止痛的作用。

（2）拔罐：利用负压作用将罐子吸附在皮肤上，达到活血化瘀、减轻疼痛的效果。

（3）刮痧：用刮痧板在皮肤上进行刮擦，促进血液循环，消除瘀血。

中医治疗跌打损伤的方法多种多样，根据具体情况选择适当的治疗手段，可以达到良好的治疗效果。在实际应用中，往往结合多种方法，以获得更佳的疗效。

三、中西医结合的优势

中西医结合治疗跌打损伤，能够综合运用中医和西医的理论与技术，为患者提供更为全面、个性化的治疗方案。

（一）综合评估与个性化治疗

中西医结合治疗首先会对跌打损伤进行详细的综合评估，包括患者的病史、症状、体征以及必要的医学检查。这种评估能够全面了解患者的病情，为后续治疗提供科学依据。在此基础上，结合中医的辨证施治原则和西医的解剖、病理基础，为患者制订个性化的治疗方案，确保治疗的针对性和有效性。

（二）治疗手段互补

中西医结合治疗跌打损伤时，中医和西医的治疗手段可以相互补充，共同发挥作用。中医的活血化瘀、中药熏洗、外敷药膏、手法治疗等方法能够疏通经络、缓解疼痛和肿胀、促进组织修复；而西医的药物治疗、物理治疗和手术治疗等方法则能够针对性地缓解疼痛、控制感染、恢复解剖结构。通过综合运用这些治疗手段，能够加速患者的康复进程。

（三）疗效显著

中西医结合治疗跌打损伤的疗效显著。一方面，中医的治疗手段能够缓解患者的症状、促进组织修复；另一方面，西医的治疗手段能够控制病情、恢复解剖结构。这种综合治疗方式可以最大限度地发挥多种治疗手段的优势，提高治疗效果。据相关研究表明，中西医结合治疗跌打损伤能够有效缩短病程、降低并发症发生率、提高患者满意度。

（四）注重康复与预防

中西医结合治疗跌打损伤不仅注重治疗本身，还注重康复和预防。在治疗结束后，中医会指导患者进行适当的功能锻炼和饮食调养，促进身体功能恢复；同时，西医也会建议患者进行定期的复查和康复训练，防止复发和并发症。这种全面的治疗理念能够确保患者得到长期的健康保障。

第四节　肩周炎的诊断与治疗

一、肩周炎的基础知识

肩关节周围炎简称肩周炎，是中老年人群常见的肩部疾病。其症状主要包括肩部疼痛、活动受限和夜间疼痛加剧等。肩周炎的康复锻炼主要是通过适当运动来增强肩部肌肉的力量和柔韧性，从而缓解疼痛和改善关节活动度。

二、肩周炎的诊断

肩周炎的影像学检查常无特异性改变，一般通过症状和体征进行诊断。肩周炎的主要表现为逐渐加重的肩部疼痛及肩关节活动障碍，疼痛一般位于肩前外侧，上臂外展、外旋、后伸时疼痛加剧，一般无感觉障碍。疼痛多在夜间加重，影响睡眠，患者往往不敢采取患侧卧位。肩关节活动障碍在疾病早期仅对肩关节内外旋有轻度影响；发展至晚期，肩关节各个方向活动均受限，但以外展、内外旋受限明显。

三、肩周炎的治疗

目前尚无肩周炎标准治疗共识，多采用手法治疗与康复锻炼结合的方式进行治疗，疼痛严重者可酌情予非甾体抗炎药或止痛药。

（一）手法治疗

推拿手法治疗肩周炎有舒筋活络、祛瘀止痛的作用，能够剥离粘连、滑利关节，有利于患者肩关节活动功能的恢复。治疗以滚、揉、拨等手法为主，在此基础上进行牵拉、抖动和旋转，能够放松肌肉关节，缓解疼痛。

（二）康复锻炼

1. 锻炼方法

（1）肩部摆动练习：患者站立或坐位，轻轻摆动双臂，使肩部做前后、左右、旋转等运动，以增加肩部关节的灵活性。

（2）肩部拉伸练习：患者采取坐位，将手臂放在身后，用另一只手轻轻拉住手臂，向后方拉伸，以缓解肩部肌肉的紧张。

（3）肩部力量训练：患者可以使用哑铃或弹力带等器械进行肩部力量训练，以增强肩部肌肉的力量和耐力。

（4）肩部稳定训练：患者可以通过练习肩胛骨稳定性运动，如俯卧撑、平板支撑等，来增强肩部的稳定性。

2. 注意事项

（1）在进行康复锻炼时，要遵循循序渐进的原则，逐渐增加锻炼强度和时间。

（2）避免过度拉伸和扭曲肩部，以免加重疼痛和损伤。

（3）如果在锻炼过程中出现疼痛加重或不适的情况，应立即停止锻炼并寻求专业医生的建议。

第五节　骨质增生的治疗与康复

一、骨质增生的基础知识

骨质增生，是骨骼在受到长期压力、磨损或损伤后，为了自我修复和保护而形成的一种异常增生。在关节部位，骨质增生可能导致关节畸形、僵硬和疼痛。骨质增生的康复锻炼主要是通过适当的运动来保持关节的灵活性和力量，减轻疼痛和改善患者的生活质量。

二、骨质增生的诊断

骨质增生可通过临床表现、影像检查、实验室检查结果进行诊断。骨质增生主要表现为发病部位的疼痛僵硬，关节活动受限。影像学检查可见关节间隙不对称性狭窄、关节面硬化和变形、关节边缘骨赘形成等。

三、骨质增生的治疗与康复

骨质增生是一种关节退行性改变，其损害是不可逆转的，其治疗多为缓解症状及康复锻炼。

1. 康复锻炼方法

（1）关节活动度训练：患者可以通过屈伸、旋转等动作来增加关节的活动度，改善关节僵硬和疼痛。

（2）肌肉力量训练：通过练习抗阻运动（如使用弹力带或哑铃）来增强关节周围肌肉的力量和耐力，有助于稳定关节并减轻疼痛。

（3）平衡和协调训练：练习如单脚站立、太极拳等平衡和协调运动，有助于提高患者的身体稳定性，防止跌倒。

（4）柔韧性训练：通过伸展运动来增加关节的柔韧性，减少肌肉紧张和疼痛。

2. 康复锻炼的注意事项

（1）在进行康复锻炼时，要根据个人情况选择合适的锻炼方式和强度，避免过度锻炼导致关节损伤。

（2）注意锻炼的姿势和动作要领，确保运动正确且有效。

（3）定期进行体检和评估，根据病情变化及时调整康复锻炼计划。

3. 综合康复锻炼策略

（1）制订个性化康复计划：针对中老年骨质增生患者，需要根据个人病情、年龄、身体状况等因素制订个性化的康复计划。康复计划应包括锻炼目标、锻炼方式、锻炼强度、锻炼频率和持续时间等内容。

（2）结合其他治疗方法：除了康复锻炼外，中老年骨质增生患者还可以结合其他治疗方法如物理治疗、药物治疗和手术治疗等来提高治疗效果。在选择治疗方法时，应根据医生建议和个人情况综合考虑。

（3）坚持锻炼并保持健康生活方式：康复锻炼是一个长期的过程，需要患者坚持不懈。同时，保持健康的生活方式如合理饮食、充足睡眠和适度运动等也对康复有积极影响。

第六章

老年皮肤病的预防与治疗

第一节　老年皮肤病的基本知识

老年人由于皮肤变薄缺乏水分，容易出现特有的老年性皮肤问题。以下介绍几种常见的老年皮肤病。

一、老年常见皮肤病

（一）老年性皮肤瘙痒症

老年性皮肤瘙痒症是老年人常见的一种皮肤病，以皮肤瘙痒为主要症状。病因可能与皮肤干燥、皮脂分泌减少、皮肤屏障功能减弱等因素有关。患者常感到皮肤干燥、紧绷、瘙痒难耐，甚至影响睡眠和生活质量。治疗方法包括保持皮肤清洁和湿润、避免刺激因素、使用止痒药物等。预防措施主要是保持皮肤湿润，避免过度洗澡和使用刺激性强的洁肤产品。

（二）脂溢性角化病

脂溢性角化病又称为老年疣、老年斑或基底细胞乳头状瘤，是一种良性皮肤肿瘤，好发于中老年人。多发生于头面部、颈部、胸背部等暴露部位，表现为单发或多发的圆形或椭圆形丘疹或斑块，表面粗糙、有油腻性鳞屑覆盖。病程缓慢，无自觉症状或仅有轻微瘙痒。治疗方法包括手术切除、激光治疗和冷冻治疗等。预防措施主要是避免长时间暴露在阳光下，注意防晒。

（三）老年性白斑

老年性白斑又称为特发性点状白斑，是一种皮肤色素脱失性疾病。表现为皮肤上出现大小不一的白色斑点或斑块，边界清楚，无自觉症状。老年性白斑的发病机制尚不完全清楚，可能与皮肤老化、自身免疫等因素有关。治疗方法包括激光治疗、皮肤移植等，但疗效有限。预防措施主要是保持皮肤健康状态，避免过度裸露在阳光下。

（四）老年性血管瘤

老年性血管瘤又称为樱桃状血管瘤或宝石痣，是一种常见的皮肤血管性病变。表现为皮肤上出现鲜红色或暗红色的丘疹或结节，呈半球形或卵圆形，边界清楚。老年性血管瘤的发病机制尚不完全清楚，可能与皮肤老化、毛细血管扩张等因素有关。治疗方法包括激光治疗、手术切除等。预防措施主要是保持皮肤健康状态，避免过度刺激和摩擦。

二、老年皮肤的特点

1. 皮肤变薄

人随着年龄增长，皮肤会逐渐变薄，这是因为皮肤中的胶原蛋白和弹性纤维减少。变薄的皮肤更容易受到擦伤、划伤等外界伤害。

2. 皮脂腺和汗腺分泌减少

老年人的皮脂腺和汗腺功能会下降，导致皮肤油脂分泌减少，汗液分泌也相应减少。这会使皮肤变得干燥，容易引发皮肤瘙痒、皲裂等问题。

3. 皮肤松弛和皱纹

胶原蛋白和弹性纤维的减少会导致皮肤失去弹性，变得松弛。加上重力和其他因素的影响，皮肤会出现皱纹，特别是在面部、颈部和手部等区域。

4. 皮肤色泽变化

皮肤的色素沉着会增多，这会导致老年斑、雀斑等色素性皮肤问题的出现。同时，皮肤的光泽度也会下降，变得暗淡无光。

5. 皮肤敏感度增加

老年人的皮肤对外界刺激的敏感度会增加，如温度变化、化学物质刺激等。这可能会导致皮肤更容易出现过敏反应或刺激反应。

6. 皮肤血管变化

老年人的皮肤血管会逐渐扩张，形成所谓的老年性血管瘤。这些血管瘤通常表现为皮肤上的红色或紫色小斑点或结节。

7. 皮肤修复能力下降

老年人的皮肤修复能力会下降，受伤后皮肤需要更长的时间来修复。同时，老年人的皮肤更容易形成疤痕和色素沉着。

总体来说，老年人的皮肤会发生多方面的变化，包括皮肤变薄、皮脂腺和汗腺分泌减少、皮肤松弛和皱纹、皮肤色泽变化、皮肤敏感度增加、皮肤血管变化以及皮肤修复能力下降等。这些变化可能会影响老年人的生活质量，因此老年人需要特别注意皮肤的保养和护理。

三、老年皮肤病的发病原因

（一）年龄因素

老年人皮肤的结构和功能会发生显著变化，如皮肤变薄、弹性降低、皮脂腺和汗腺分泌减少等。这些变化会导致皮肤水分减少，干燥程度增加，容易受到外界环境的刺激和损伤，从而引发皮肤病。

（二）免疫功能减弱

老年人的免疫功能会随着年龄增长而逐渐减弱。免疫功能的下降会导致皮肤对外界微生物和过敏原的抵抗能力降低，容易受到感染或引发过敏反应。

此外，免疫功能减弱还可能影响皮肤细胞的正常代谢和修复，增加皮肤病的发生风险。

（三）营养供给不足

老年人的消化吸收功能逐渐减弱，食欲下降，可能导致营养物质摄入不足。营养供给不足会影响皮肤细胞的正常代谢和修复，导致皮肤屏障功能减弱，容易发生皮肤感染、干燥、瘙痒等问题。

（四）色素细胞代谢减退

老年皮肤病的另一个发病原因是色素细胞代谢减退。皮肤中的色素细胞数量减少，代谢能力降低，导致皮肤色泽发生变化，如老年斑的形成。老年斑不仅影响美观，还可能影响皮肤健康，增加皮肤癌等皮肤病的风险。

（五）遗传因素

一些皮肤病具有明显的遗传倾向，如鱼鳞病、银屑病等。这些疾病在老年人中的发病率相对较高，与遗传因素密切相关。遗传因素可能导致皮肤细胞代谢异常，增加皮肤病的发生风险。

（六）环境及生活习惯

长期暴露在紫外线、寒冷、干燥等环境中，会加速皮肤老化过程，增加皮肤病的发生风险。此外，不良的生活习惯如吸烟、饮酒、熬夜等也会对皮肤造成损害，增加皮肤病的发生风险。

第二节　常见老年皮肤病的诊断与治疗

一、常见老年皮肤病的诊断

（一）病史询问

在诊断老年皮肤病时，详细询问病史是重要的第一步。医生需要了解患者的年龄、既往病史、家族史、用药史等信息，以排除与皮肤病相关的潜在病因。

（二）体格检查

医生需要仔细观察皮肤病变的形态、大小、颜色、质地等特征，并结合触诊、叩诊等手法，判断病变的性质和范围。

（三）实验室检查

根据病情需要，医生可能会建议患者进行实验室检查，如血常规、尿常规、生化检查等，以了解患者的全身状况，排除与皮肤病相关的全身性疾病。

（四）皮肤组织病理学检查

对于某些难以诊断的皮肤病，医生可能会建议进行皮肤组织病理学检查。通过取病变组织进行切片和显微镜检查，可以明确病变的组织结构和病理特征，有助于确诊和制订治疗方案。

（五）特殊检查

在某些情况下，医生可能会根据病情需要，建议患者进行特殊检查，如皮肤镜、过敏原检测、免疫指标检测等，以进一步明确病因和诊断。

二、常见老年皮肤病的治疗

（一）一般治疗

随着年龄的增长，老年人皮肤会逐渐失去弹性和水分，变得干燥、脆弱，易患各种皮肤病。针对这些常见的老年皮肤病，一般治疗是重要组成部分，它通常包括皮肤护理、生活方式调整等措施。

1. 病毒性皮肤病

（1）症状：常见症状包括皮肤水疱、瘙痒、疼痛等。

（2）一般治疗：保持皮肤清洁干燥，避免搔抓。使用抗病毒药膏涂抹患处，遵循医生建议使用抗病毒药物。

2. 脂溢性角化

（1）症状：常见于面部、颈部和手背等部位，表现为淡黄色或浅褐色斑块，边界清楚。

（2）一般治疗：注意保持皮肤清洁，避免过度摩擦和刺激。可使用温和的保湿剂保持皮肤水分。对于较大的斑块，可选择激光治疗或手术切除。

3. 软纤维瘤（皮赘）

（1）症状：皮肤表面的柔软、无痛性结节，多见于颈部和躯干。

（2）一般治疗：软纤维瘤通常不需要特殊治疗，但如果影响美观或引起不适，可选择手术切除。

4. 皮肤瘙痒症

（1）症状：皮肤瘙痒，无原发性皮损，常伴有皮肤干燥和脱屑。

（2）一般治疗：保持皮肤清洁和湿润，避免过度清洁和使用刺激性强的洁肤产品。使用温和的保湿剂保持皮肤水分。避免过度搔抓，以减少皮肤损伤。症状严重者可使用抗过敏药物和镇静剂缓解瘙痒。

5. 老年性血管瘤

（1）症状：皮肤表面的小红点或小红疙瘩，常呈鲜红色，好发于躯干和四肢。

（2）一般治疗：通常无须特殊治疗，但若患者要求或病变影响美观，可选择激光治疗、冷冻治疗或手术切除等方法去除。

6. 光线性皮肤病

（1）症状：长期暴露于阳光下导致的皮肤损伤，包括日光性皮炎、皮肤老化等。

（2）一般治疗：避免长时间暴露在阳光下，特别是在中午时段。采取涂抹防晒霜、戴帽子和穿长袖衣物等防晒措施。保持皮肤水分，使用保湿剂缓解皮肤干燥。对于严重的光线性皮肤病，可遵循医生建议使用药物治疗。

7. 基底细胞癌

（1）症状：皮肤上的缓慢生长的肿块，通常呈珍珠样或透明状，边界清楚。

（2）一般治疗：基底细胞癌的治疗通常包括手术切除、放疗和光动力疗法等方法。对于早期发现的基底细胞癌，手术切除是首选的治疗方法。在手术后，患者需要定期随访以判断是否复发。

（二）药物治疗

1. 抗病毒药物

（1）应用：抗病毒药物主要用于治疗由病毒引起的皮肤病，如带状疱疹、单纯疱疹等。

（2）常用药物：阿昔洛韦、伐昔洛韦、更昔洛韦等。这些药物可以抑制病毒复制，减轻病毒对皮肤的损害。

（3）注意事项：在使用抗病毒药物时，需要严格按照医嘱使用，注意药物剂量和疗程，以免产生耐药性和不良反应。

2. 抗过敏药物

（1）应用：抗过敏药物主要用于治疗过敏性皮肤病，如湿疹、荨麻疹等。

（2）常用药物：抗组胺药物（如西替利嗪、氯雷他定等）、糖皮质激素（如地塞米松、氢化可的松等）。这些药物可以减轻过敏反应，缓解皮肤瘙痒、红肿等症状。

（3）注意事项：抗过敏药物应遵医嘱使用，尤其是糖皮质激素类药物，不宜长期使用，以免产生不良反应。

3. 止痒药物

（1）应用：止痒药物主要用于缓解皮肤瘙痒症状，适用于各种瘙痒性皮肤病。

（2）常用药物：局部麻醉剂（如利多卡因、普鲁卡因等）、抗组胺药物（如苯海拉明、异丙嗪等）、中药止痒药物（如樟脑、薄荷等）。这些药物可以通过不同机制减轻皮肤瘙痒症状。

（3）注意事项：在使用止痒药物时，应注意药物成分和使用方法，避免药物滥用和误用。部分止痒药物可能对皮肤有刺激作用，需谨慎使用。

4. 抗菌抗炎药物

（1）应用：抗菌抗炎药物主要用于治疗由细菌或真菌引起的皮肤病，如脓疱疮、疖、丹毒等。

（2）常用药物：抗生素（如青霉素、头孢菌素等）、抗真菌药物（如特比萘芬、伊曲康唑等）。这些药物可以抑制细菌和真菌的生长，减轻炎症反应，缓解症状。

（3）注意事项：在使用抗菌抗炎药物时，需要根据病原菌种类选择合适的药物，避免滥用抗生素导致耐药性。同时，需要注意药物剂量和疗程，以免产生不良反应。

5. 辅助营养药物

（1）应用：辅助营养药物主要用于改善皮肤营养状况，促进皮肤修复和再生，提高皮肤抵抗力。

（2）常用药物：维生素类药物（如维生素 A、维生素 C、维生素 E 等）、矿物质（如锌、硒等）、生物活性肽等。这些药物可以补充皮肤所需的营养物质，促进皮肤健康。

（3）注意事项：在使用辅助营养药物时，需要根据患者的具体情况选择合适的药物和剂量。同时，需要遵循医嘱使用，避免过量或不足导致的药物不良反应。

（三）物理治疗

1. 紫外线疗法

（1）原理：利用紫外线照射皮肤，以达到治疗皮肤病的目的。紫外线能够杀死皮肤表面的细菌和病毒，促进皮肤细胞的更新和再生，从而改善皮肤病的症状。

（2）适用病症：紫外线疗法适用于多种老年皮肤病，如银屑病、湿疹、皮炎等。

（3）注意事项：紫外线照射需要控制照射时间和剂量，以免过度照射导致皮肤灼伤。此外，患者在照射后应避免阳光直射，以免加重皮肤损伤。

2. 黑光治疗

（1）原理：黑光治疗是一种使用长波黑斑效应紫外线（UVA）照射皮肤的治疗方法。在黑光治疗中，患者通常需要先服用一种特殊的药物（如补骨脂素），然后再接受 UVA 照射。这种药物可以使皮肤对 UVA 的敏感性增加，从而提高治疗效果。

（2）适用病症：黑光治疗主要用于治疗银屑病、白癜风等顽固性皮肤病。

（3）注意事项：黑光治疗需要患者服用特殊药物，因此在使用前需要详细评估患者的身体状况和药物反应。同时，黑光治疗需要控制照射时间和剂量，以免过度照射导致皮肤灼伤。患者在接受治疗期间应避免阳光直射，以减少皮肤损伤的风险。

（四）手术治疗

1. 老年疣

（1）手术方法：老年疣的手术治疗主要包括切除术和刮除术。切除术是通过手术刀或剪刀将疣体完整切除，适用于较大的疣体。刮除术则是用刮匙将疣体表面刮除，适用于较小的疣体。

（2）注意事项：术后需注意保持创面清洁干燥，避免感染。同时，老年人皮肤愈合能力较差，需加强术后护理。

2. 软纤维瘤

（1）手术方法：软纤维瘤的手术治疗主要是局部切除术。通过手术刀将软纤维瘤及其周围部分正常组织一并切除，以达到根治的目的。

（2）注意事项：术后需注意观察创面愈合情况，避免感染。同时，软纤维瘤易复发，需定期随访检查。

3. 老年性血管瘤

（1）手术方法：老年性血管瘤的手术治疗包括切除术、冷冻治疗和激光治疗等。切除术是将血管瘤及其周围部分组织一并切除；冷冻治疗是利用低温冷冻血管瘤组织，使其坏死脱落；激光治疗则是利用激光束照射血管瘤组织，使其凝固坏死。

（2）注意事项：术后需注意保持创面清洁干燥，避免感染。对于较大的血管瘤，手术切除后可能需要植皮或皮瓣修复。

4. 光线性皮肤病

（1）手术方法：光线性皮肤病的手术治疗主要是皮肤磨削术和皮肤移植术。皮肤磨削术是通过机械或化学方法去除病变的皮肤组织；皮肤移植术则是将健康的皮肤组织移植到病变部位。

（2）注意事项：术后需注意保持创面清洁干燥，避免感染。同时，光线性皮肤病患者需避免阳光直射，以减少皮肤损伤。

5. 基底细胞癌

（1）手术方法：基底细胞癌的手术治疗主要是局部扩大切除术。通过手术刀将癌组织及其周围部分正常组织一并切除，以确保病变组织被完全清除。

（2）注意事项：术后需密切观察创面愈合情况，定期随访，以便及时发现复发或转移。

6. 鳞状细胞癌

（1）手术方法：鳞状细胞癌的手术治疗同样主要是局部扩大切除术。对于较大的鳞状细胞癌，可能需要进行淋巴结清扫术以清除可能存在的转移癌组织。

（2）注意事项：术后需加强创面护理，避免感染。同时，鳞状细胞癌患者需定期随访，以监测病情变化。

7. 白癜风

（1）手术方法：白癜风的手术治疗主要是皮肤移植术和自体黑素细胞移植术。皮肤移植术是将健康皮肤移植到病变部位；自体黑素细胞移植术则是将患者自身的黑素细胞培养后移植到病变部位。

（2）注意事项：术后需注意保持移植部位清洁干燥，避免感染。同时，白癜风患者需避免阳光曝晒，以减少皮肤损伤。

8. 脓疱性银屑病

（1）手术方法：对于严重的脓疱性银屑病，可考虑进行切开引流术。通过手术刀将脓疱切开，排出脓液，减轻患者的痛苦。

（2）注意事项：术后需加强创面护理，避免感染。同时，脓疱性银屑病患者需积极配合药物治疗和生活方式调整，以控制病情进展。

（五）中医治疗

1. 中药内服

中医强调辨证施治，根据患者的具体病情和体质，选用合适的方剂进行治疗。根据辨证主要选用以下几种功效的中药进行治疗。

（1）养血润燥：养血润燥是中医治疗老年皮肤病的重要原则之一。通过补充体内气血，改善皮肤干燥、脱屑等症状，使皮肤恢复润泽。常用方剂有四物汤、八珍汤、当归芍药散等。除方剂治疗外，中医还注重食疗和营养补充。建议患者多食用具有养血润燥功效的食物，如大枣、枸杞子、黑芝麻等。

（2）清热解毒：旨在消除体内的热邪，适用于湿热型皮肤病。通过清热解毒，可减轻皮肤红肿、瘙痒等症状。常用方剂有犀角地黄汤、龙胆泻肝丸等。常用中药有黄连、黄柏、黄芩等。这些中药具有清热燥湿、解毒止痒的功效，可制成方剂或外用药物进行治疗。

（3）活血化瘀：旨在改善皮肤血液循环，促进皮肤新陈代谢，适用于血瘀型皮肤病。通过活血化瘀，缓解皮肤暗沉、斑块等症状。中医治疗血瘀型皮肤病常用药物有丹参、桃仁、红花等。这些中药具有活血化瘀、通经止痛的功效，可制成方剂或外用药物进行治疗。

2. 中药外用

（1）常用中药：中医治疗老年皮肤病常用的中药包括金银花、连翘、蒲公英等。这些中药具有清热解毒、抗菌止痒等功效，可用于皮肤红肿、瘙痒等症状的外用治疗。

（2）外用方法：中药可通过药膏、药浴、熏蒸等多种形式进行外用。药膏可直接涂抹于患处，药浴和熏蒸则通过全身或局部浸泡的方式，使药物成分渗透皮肤深层，发挥治疗作用。

第三节　老年皮肤病的预防

一、环境调节

（1）避免过度阳光照射：老年人皮肤对紫外线的敏感性增加，长时间暴露在阳光下可能导致晒伤、皮肤老化甚至皮肤癌。因此，老年人在户外活动时应尽量避免阳光直射，可佩戴遮阳帽、打遮阳伞等。

（2）保持室内湿度：老年人在冬季应注意保持室内湿度，避免皮肤干燥。可使用加湿器、放置绿植等方式增加室内湿度。

二、皮肤保湿

（1）选择适合的护肤品：老年人应选择保湿效果好的护肤品，避免使用含有过多化学成分或刺激性的产品。

（2）定时涂抹保湿霜：老年人应定时涂抹保湿霜，以保持皮肤湿润。特别是在洗澡后，应及时涂抹保湿霜以锁住皮肤水分。

三、重点部位防护

（1）手足保护：老年人应注意手足的保护，避免长时间接触水和化学品。可选择佩戴手套、穿棉质袜子等方式减少刺激。

（2）面部皮肤护理：老年人应注意面部皮肤的清洁和保湿，避免过度清洁导致皮肤屏障受损。

四、饮食调理

（1）均衡饮食：老年人应保持均衡的饮食，多摄入富含维生素、矿物质和蛋白质的食物，以维持皮肤的健康和弹性。

（2）适当补充水分：老年人应适当增加水分的摄入，保持身体内外的水分平衡，有助于皮肤保湿。

五、心理调适

（1）保持心情愉快：良好的心态有助于身体健康，老年人应尽量避免情绪波动过大，保持心情愉快。

（2）积极应对压力：老年人应学会积极应对生活中的压力，通过运动、社交等方式缓解压力，减少皮肤病的发生。

六、个人卫生

（1）定期洗澡：老年人应定期洗澡，保持皮肤清洁。洗澡时水温不宜过高，避免使用刺激性强的洗浴产品。

（2）勤换衣物：老年人应勤换衣物，选择透气性好的棉质衣物，避免长时间穿着潮湿或紧身的衣物。

七、适度运动

（1）选择适合自己的运动方式：老年人应根据自身情况选择适合自己的运动方式，如散步、打太极拳等。

（2）坚持运动：坚持适度运动有助于促进身体的新陈代谢和血液循环，增强皮肤的抵抗力。

八、预防疾病

（1）定期体检：老年人应定期进行体检，及时发现和治疗潜在疾病，减少因疾病导致的皮肤病风险。

（2）避免感染：老年人应注意个人卫生和预防措施，避免感染各种细菌和病毒，减少皮肤病的发生。

附录1

老年病的综合管理

第一节　老年病的特点与管理原则

一、老年病的特点

（1）多病共存：老年人常常同时患有多种慢性疾病，如心血管疾病、糖尿病、骨质疏松症、关节炎等，这些疾病之间相互影响，使得病情变得更加复杂。

（2）病情缓慢进展：由于老年人新陈代谢减慢，组织修复能力降低，许多疾病的进展速度相对较慢，但持续时间较长，给患者带来长期的痛苦和困扰。

（3）药物反应敏感：老年人对药物的吸收、分布、代谢和排泄等能力下降，对药物的敏感性增加，容易发生药物不良反应或药物相互作用。

（4）心理因素影响大：老年病不仅影响患者的身体健康，还容易使患者产生焦虑、抑郁等心理问题，这些心理问题又会进一步加重疾病的症状，形成恶性循环。

（5）社会支持需求高：老年病的治疗和康复需要家庭和社会的支持，老年人由于身体功能下降，自我照顾能力降低，更需要家人和社会的关心和帮助。

二、老年病的管理原则

（1）全面评估：对老年病患者进行全面的健康评估，包括身体、心理、社会等多个方面，了解患者的病情、需求和期望，制订个性化的治疗方案。

（2）综合治疗：针对老年病多病共存的特点，采取综合治疗措施，包括药物治疗、非药物治疗、康复治疗等，旨在减轻患者症状、提高其生活质量。

（3）安全用药：在药物治疗中，要特别注意药物的选择、剂量和用法，确保用药安全有效，避免药物不良反应。

（4）关注心理健康：关注老年病患者的心理健康，及时发现和处理焦虑、抑郁等心理问题，为患者提供心理支持和帮助。

（5）加强社会支持：加强家庭和社会的支持，为老年病患者提供必要的照顾和帮助，减轻患者的负担和压力，提高其生活质量。

（6）促进自我管理：鼓励老年病患者积极参与自我管理，包括饮食控制、适度运动、健康监测等，提高患者的自我照顾能力和健康水平。

（7）预防复发与并发症：针对老年病的特点，采取有效的预防措施，降低疾病的复发率和并发症的发生率，保障患者的身体健康和生活质量。

第二节　老年心理健康与社会支持

一、老年心理健康

老年人面临着身体功能的衰退、社会角色的转变及生活方式的调整等多重变化，这些变化往往会对他们的心理健康产生深远影响。老年心理健康是指老年人在面对生活压力、环境变化和社会挑战时，能够保持积极的心理状态和情绪，具有良好的心理适应能力和生活质量。

1. 心理变化多样性

随着年龄的增长，老年人可能出现不同的心理变化，如认知能力下降、记忆力减退、情感脆弱等。这些变化受到个人性格、生活习惯、生活环境等多种因素的影响。

2. 心理适应能力下降

老年人可能因为身体功能衰退、社会角色转变等原因，导致心理适应能力下降，难以应对生活中的各种挑战和压力。

3. 情感需求增加

随着年龄的增长，老年人对家庭、朋友和社交圈子的依赖和需求逐渐增加。他们需要更多的关爱、陪伴和交流，以满足情感上的需求。

为了维护老年心理健康，我们可以采取以下措施。

（1）关注老年人的心理变化：及时发现老年人的心理变化，关注其情感需求，为他们提供必要的心理支持和帮助。

（2）提高老年人的心理适应能力：鼓励老年人参与社会活动、锻炼身体、培养兴趣爱好等，以提高其心理适应能力。

（3）加强家庭和社会支持：为老年人提供家庭和社会的支持，让他们感受到关爱和温暖，减轻其孤独感和无助感。

二、社会支持

社会支持是老年人在面对生活挑战和困难时，从家庭、朋友、社区和政府等方面获得的各种帮助和支持。社会支持对于维护老年心理健康和提高生活质量具有重要意义。

社会支持的作用主要体现在以下几个方面。

1. 减轻心理压力

社会支持可以为老年人提供情感上的支持和安慰，减轻他们的心理压力和负担。

2. 增强自信心

社会支持可以增强老年人的自信心和自我效能感，帮助他们更好地应对生活中的挑战和困难。

3. 促进身心健康

社会支持可以促进老年人的身心健康，降低患病率和死亡率，提高其生活质量。

为了加强社会支持，可以采取以下措施。

（1）加强家庭支持：家庭成员应多关心老年人的生活和情感需求，为其提供必要的照顾和帮助。

（2）发展社区支持：社区应建立完善的老年人服务体系，为老年人提供医疗、康复、文化娱乐等方面的支持。

（3）加强政府支持：政府应加大对老年人的投入和关注，制定相关政策和措施，为其提供更好的社会保障和服务。

第三节　老年营养与饮食管理

一、营养现状概述及需求分析

老年人因基础代谢率逐年下降，对热量的需求也逐渐减少。因此，老年人需要控制总热量摄入，避免肥胖。一些老年人活动减少，代谢率下降，容易导致体重增加和肥胖。肥胖增加了患心血管疾病、糖尿病和某些癌症的风险。尽管老年人对总热量的需求下降，但对蛋白质的需求相对增加。蛋白质是维持肌肉质量、免疫功能和组织修复的关键营养素。老年人应保证每日摄入充足的优质蛋白质，如鱼、禽、瘦肉、蛋类、奶制品和大豆类。老年人还需要增加某些维生素和矿物质的摄入。例如，维生素 D 和钙对于预防骨质疏松症至关重要，维生素 B_{12} 有助于维持神经系统功能，锌和铁有助于增强免疫力和预防贫血。老年人容易出现便秘等消化问题，因此也需要增加膳食纤维的摄入。全谷物、蔬菜、水果和豆类是膳食纤维的良好来源。另外，老年人对口渴的感知能力减弱，容易出现脱水，这会导致电解质失衡，影响身体功能。每日应保证足够的饮水量，尤其是在炎热天气或生病时。因此，了解老年人的营养现状，并采取有效的饮食管理措施，对于维护他们的健康至关重要。

二、膳食要点

针对老年人的营养需求，膳食要点主要包括以下方面。

（1）保证食物的多样性，以提供充足的营养素。

（2）适当增加优质蛋白质的摄入，如瘦肉、鱼、蛋、奶等。

（3）选用富含钙和维生素 D 的食物，如牛奶、大豆制品、海产品等。

（4）控制总热量摄入，避免热量过剩导致肥胖。

（5）增加膳食纤维的摄入，促进肠道蠕动，预防便秘。

（6）减少盐、糖、油脂的摄入，降低高血压、糖尿病等慢性疾病的风险。

三、营养处方建议

根据老年人的营养需求和膳食要点，制订个性化的营养处方。

（1）对于消瘦或营养不良的老年人，应增加食物摄入量，选用营养丰富、易消化的食物。

（2）对于超重或肥胖的老年人，应适当控制总热量摄入，增加蔬果的摄入量。

（3）对于高血压、血脂异常的老年人，应减少盐、油脂的摄入量，选用低脂肪、低胆固醇的食物。

（4）对于糖尿病患者，应控制碳水化合物的摄入量，选用低糖、高膳食纤维的食物。

四、饮食原则

（1）定时定量：每天定时进食，避免暴饮暴食或过度饥饿。

（2）均衡饮食：保证食物的多样性，合理搭配各种营养素。

（3）清淡易消化：选用清淡、易消化的食物，避免过油、过咸、过甜。

（4）细嚼慢咽：慢慢咀嚼食物，有助于消化吸收和减轻胃肠负担。

（5）水分充足：每天保证足够的水分摄入，有助于维持身体正常的代谢和排泄功能。

第四节　老年运动与活动能力提升

一、有氧运动增强心肺功能

有氧运动是指通过连续、有节奏的动作，以提高心率和呼吸频率，增强心肺功能的一种运动方式。对于老年人来说，有氧运动不仅可以改善心肺功能，还能增强体力和耐力，减轻心血管疾病的风险。适合老年人的有氧运动包括散步、慢跑、游泳、骑自行车等。

二、力量训练促体力

随着年龄的增长，老年人的肌肉力量和肌肉质量逐渐下降，导致体力下降和日常活动能力受限。力量训练可以帮助老年人增强肌肉力量和肌肉质量，提高身体稳定性和平衡能力。适合老年人的力量训练包括举重、引体向上、俯卧撑等，但应根据个人身体状况和运动能力选择合适的强度和频率。

三、平衡锻炼防跌倒

平衡能力下降是老年人跌倒的主要原因之一。通过平衡锻炼，老年人可以提高身体稳定性和平衡能力，减少跌倒的风险。适合老年人的平衡锻炼包括单脚站立、脚跟对脚尖行走、瑜伽等。在进行平衡锻炼时，老年人应注意保持身体稳定，避免过度挑战自我而导致身体失衡跌倒。

四、提高日常生活活动能力

日常生活活动能力是指老年人在日常生活中进行基本活动的能力，如穿衣、洗漱、进食、行走等。通过适当的运动锻炼，老年人可以提高日常生活活动能力，增强自主性和生活质量。此外，老年人还应注意维护身体灵活性，避免长时间保持同一姿势或过度使用某一部位。

五、运动频率与强度

老年人在进行运动时，应注意运动频率和强度的选择。一般建议老年人每周进行 3~5 次运动，每次运动时间不少于 30 分钟。运动强度应逐渐增加，避免突然增加运动量导致身体受伤。老年人应根据自己的身体状况和运动能力选择合适的运动方式和强度，并在运动过程中注意身体状况的变化，如出现不适应立即停止运动。

六、注意事项

（1）在运动前进行热身活动，避免突然增加运动量导致身体受伤。

（2）选择合适的运动装备和场地，确保运动安全。

（3）在运动过程中注意补充水分和电解质，避免脱水和电解质失衡。

（4）避免在饱餐后立即进行运动，以免影响消化和吸收。

（5）如在运动过程中出现不适或异常情况，应立即停止运动并寻求医疗帮助。

七、选择适宜运动

老年人在运动时，应根据自己的身体状况和运动能力选择适宜的运动方式。

（1）散步：散步是一种简单易行的有氧运动方式，适合大多数老年人进行。

（2）太极拳：太极拳是一种注重身体协调性和平衡能力的运动方式，适合老年人进行。

（3）游泳：游泳是一种低强度、全身性的有氧运动方式，对老年人的心肺功能和肌肉力量都有很好的锻炼效果。

（4）瑜伽：瑜伽是一种注重身体柔韧性和平衡能力的运动方式，适合老年人进行。

附录 2

中老年内科常见病的中医诊治

第一节　内科常见病的中医理论基础

一、中医学理论概述

中医学历经数千年的传承和发展，形成了独特的医学理论体系。中医学注重“天人合一”的整体观念，认为人体与自然环境、社会环境相互关联，通过调和体内外环境达到治疗疾病的目的。在内科常见病的治疗中，中医学强调辨证施治，通过调整人体的阴阳平衡、脏腑功能，以及疏通经络、畅通气血来防治疾病。

二、阴阳五行学说

阴阳五行学说贯穿于中医的生理、病理、诊断和治疗等各个方面。阴阳理论认为，宇宙间的一切事物都可以用阴阳来解释，人体的生命活动也遵循阴阳的消长变化。五行学说则将宇宙间的物质分为金、木、水、火、土五种基本元素，它们之间相互制约、相互依存，共同维持着人体的生理平衡。在内科常见病的治疗中，阴阳五行学说被用于分析疾病的性质、部位和病理变化，为辨证施治提供依据。

三、脏腑经络理论

脏腑经络理论是中医学对人体内部结构和功能的基本认识。脏腑是指人体内部的五脏六腑，它们各自具有特定的生理功能和病理变化。经络则是连接脏腑和肢体的通道，负责传输气血和调节人体功能。在内科常见病的治疗中，脏腑经络理论被用于分析疾病的发病部位、病机和病理变化，为治疗提供方向。例如，在治疗消化系统疾病时，需要关注脾胃的功能状态和气血运行状况；在治疗呼吸系统疾病时，则需要关注肺的功能状态和经络气血的畅通情况。

四、病因病机分析

中医学认为，疾病的发生和变化是多种因素综合作用的结果，包括外感六淫（风、寒、暑、湿、燥、火）、内伤七情（喜、怒、忧、思、悲、恐、惊）、饮食劳倦等因素。在内科常见病的治疗中，需要根据患者的具体情况进行病因病机分析，明确疾病的性质和特点，为辨证施治提供依据。例如，在治疗心血管疾病时，需要关注患者的心血管功能状态和情志因素；在治疗糖尿病时，则需要关注患者的饮食习惯和代谢状况。

五、辨证施治原则

辨证施治原则要求医生在诊断和治疗疾病时，要根据患者的具体情况进行辨证分析，确定疾病的性质和特点，然后采取相应的治疗措施。在内科常见病的治疗中，辨证施治要求医生在明确病因病机的基础上，根据患者的体质、病情和季节等因素制订个性化的治疗方案。例如，在治疗感冒时，需要根据患者的体质和病情选择适当的解表散寒或清热解毒的方法；在治疗肝炎时，则需要根据患者的肝功能状况和病因病机选择保肝降酶或清热解毒的方法。

六、治疗方法

中医学的治疗方法包括中药治疗、针灸治疗、推拿按摩等多种手段。在内科常见病的治疗中，中医治疗方法具有独特的优势。中药治疗是中医学最常用的治疗方法之一，它通过给患者配制适合其体质和病情的中药方剂来治疗疾病。

针灸治疗和推拿按摩等方法则通过刺激人体的穴位和经络来调整人体的气血运行和脏腑功能。这些治疗方法在内科常见病的治疗中具有广泛的应用价值，能够有效缓解患者的症状，提高治疗效果。

七、养生与预防

通过调整生活方式、饮食习惯和情志状态等因素可以预防和减少疾病的发生。通过调整患者的生活方式和饮食习惯等可以改善患者的体质和病情；通过调节其情志状态可以减轻患者的心理压力和焦虑情绪，从而有助于恢复健康。因此，在内科常见病的治疗中应该注重养生与预防理念的贯彻和实施。

第二节　中医经典方药在治疗中的应用

中老年人群由于生理功能的衰退，更容易受到各种疾病的侵扰。中医经典方药以其独特的治疗理念和方法，在中老年疾病的治疗中发挥着越来越重要的作用。

一、中医经典方药概述

中医经典方药是指中医古籍中记载的、经过长期临床实践验证的有效方剂。这些方剂经过历代医家的传承和发展，已经形成了较为完整的体系。中医经典方药具有针对性强、疗效确切、不良反应小等特点，特别适用于中老年人群的疾病治疗。常见中医经典方药包括四物汤、六味地黄丸、逍遥散、桂枝茯苓丸等，它们在治疗各种中老年疾病中有着广泛的应用。

二、疾病类型与治疗方剂

（一）心血管疾病

心血管疾病是中老年人群中的常见病和多发病，中医经典方药在治疗心血管疾病方面积累了丰富的经验。根据不同的病机特点，中医将心血管疾病分为多种类型，并采用相应的方剂进行治疗。

1. 清热泻火类

对于因心火炽盛导致的心血管疾病，如心火亢盛型心律失常、心火亢盛型心绞痛等，中医常采用清热泻火的方剂进行治疗。常用方剂如下。

（1）清宫汤

组成：莲子心、淡竹叶、麦冬、玄参、连翘心等。

功效：清心泻火，养阴安神。

主治：心火亢盛所致心烦、失眠、心悸等症状。

（2）导赤散

组成：生地黄、木通、生甘草梢等。

功效：清心养阴，利水通淋。

主治：心热烦躁、口渴面赤、小便短赤等症状。

2. 养心安神类

对于因心血不足或心神不宁导致的心血管疾病，如心悸、失眠等，中医常采用养心安神的方剂进行治疗。常用方剂如下。

（1）天王补心丹

组成：生地黄、五味子、当归身、天冬、麦冬、柏子仁等。

功效：滋阴养血，补心安神。

主治：心悸失眠、神疲健忘、梦遗、手足心热、口舌生疮等症状。

（2）酸枣仁汤

组成：酸枣仁、茯苓、知母、川芎、甘草等。

功效：养血安神，清热除烦。

主治：虚烦不眠、心悸怔忡、头目眩晕、咽干口燥等症状。

3. 行气化痰类

对于因气滞痰阻导致的心血管疾病，如胸痹心痛（冠心病心绞痛）、心脉痹阻等，中医常采用行气化痰的方剂进行治疗。常用方剂如下。

（1）血府逐瘀汤

组成：桃仁、红花、赤芍、川芎等。

功效：活血化瘀，行气止痛。

主治：胸中血瘀、胸痛、头痛日久等症状。

（2）苓桂术甘汤

组成：茯苓、桂枝（去皮）、白术、甘草（炙）。

功效：温阳化饮，健脾利湿。

主治：中阳不足引起的痰饮积聚、胸胁支满、心悸胸痛、气短等症状。

4. 补益气血类

对于因气血虚弱导致的心血管疾病，如心悸、气短、乏力等，中医常采用补益气血的方剂进行治疗。常用方剂如下。

（1）归脾汤

组成：白术、当归、茯神、黄芪、龙眼肉等。

功效：益气补血，健脾养心。

主治：心脾气血两虚、心悸怔忡、健忘失眠等症状。

（2）四物汤

组成：熟地黄、当归、白芍、川芎。

功效：补血调血。

主治：营血虚滞、心悸失眠、头晕目眩等症状。

5. 活血化瘀类

对于因血瘀阻络导致的心血管疾病，如心绞痛、心肌梗死等，中医常采用活血化瘀的方剂进行治疗。

常用方剂：补阳还五汤。

组成：黄芪、赤芍、川芎、当归、地龙、桃仁、红花。

功效：益气活血。

主治：气虚血瘀引起的冠心病心绞痛。

（二）骨质疏松症

骨质疏松症是一种常见的骨骼疾病，主要表现为骨量减少和骨组织微结构破坏，导致骨骼的脆性增加，从而容易发生骨折。中医在治疗骨质疏松症方面，凭借其独特的理论体系和丰富的临床经验，形成了多种有效的治疗方剂。以下将从补肾益气方剂、补肾壮骨方剂、活血通络方剂、益肾填精方剂四个方面，介绍中医经典方药在治疗骨质疏松症中的应用。

1. 补肾益气方剂

骨质疏松症在中医理论中多属于“肾虚”范畴，因此补肾益气是中医治疗骨质疏松症的重要原则之一。

常用方剂：金匮肾气丸。

组成：干地黄、山药、山茱萸、泽泻、茯苓、牡丹皮、桂枝、附子（炮）。

功效：补肾助阳。

主治：肾阳虚衰引起的腰膝酸软、畏寒肢冷等症状。

2. 补肾壮骨方剂

补肾壮骨方剂旨在通过补肾来增强骨骼的强健度，适用于骨质疏松症引起的骨骼疼痛、易骨折等症状。常用方剂如下。

（1）六味地黄丸

组成：熟地黄、山萸肉、山药、泽泻、牡丹皮、茯苓。

功效：滋阴补肾。

主治：肾阴亏损引起的腰膝酸软、骨蒸潮热等症状。

（2）左归丸

组成：熟地黄、山药、枸杞、山茱萸、川牛膝、鹿角胶、龟板胶、菟丝子等。

功效：滋肾补阴。

主治：真阴不足、腰酸膝软、盗汗、神疲口燥等症状。

（3）河车大造丸

组成：紫河车、熟地黄、天冬、麦冬、杜仲、牛膝、黄柏、龟板等。

功效：滋阴清热，补肾益肺。

主治：肺肾两亏、虚劳咳嗽、骨蒸潮热、盗汗遗精等症状。

3. 活血通络方剂

活血通络方剂通过活血化瘀、疏通经络的作用，改善骨质疏松症患者的血液循环，促进骨骼的代谢和修复。常用方剂如下。

（1）桃红四物汤

组成：桃仁、红花、熟地黄、白芍、当归、川芎。

功效：养血活血，化瘀通络。

主治：血虚血瘀引起的各种疼痛、麻木等症状。

（2）身痛逐瘀汤

组成：秦艽、川芎、桃仁、红花、甘草、羌活、没药、当归、五灵脂、香附、牛膝、地龙等。

功效：活血祛瘀，通经止痛，祛风除湿。

主治：血瘀痹阻经络所致身痛或痹痛等症。

4. 益肾填精方剂

益肾填精方剂旨在通过补益肾精来滋养骨骼，增强骨骼的密度和强度。

常用方剂：龟鹿二仙胶。

组成：鹿角、龟板、人参、枸杞子。

功效：益精填髓，补肾益气。

主治：肾精不足、真元虚损导致的虚弱、骨痛、骨痿等。

（三）脑血管疾病

脑血管疾病包括脑血栓、脑出血、脑供血不足等多种类型。中医在治疗脑血管疾病方面，凭借其独特的理论体系和丰富的临床经验，形成了多种有效的治疗方剂。以下将详细介绍通脉饮、桂枝甘草汤、生脉饮、四君子汤、五通汤等中医经典方药在治疗脑血管疾病中的应用，以及其他方剂。

1. 通脉饮

组成：黄芪、当归、赤芍、川芎、党参、皂角刺等。

功效：活血化瘀，通经活络。

主治：脑血管疾病中因血瘀阻络引起的症状。

2. 桂枝甘草汤

组成：桂枝、甘草、生姜等。

功效：温通血脉，散寒止痛。

主治：脑血管疾病中因寒邪凝滞引起的症状，对于改善脑部血液循环、缓解头痛等症状有良好效果。

3. 生脉饮

组成：人参、麦冬、五味子、黄芪等。

功效：补益心气，养阴生津。

主治：脑血管疾病中因气阴两虚引起的症状，对于改善脑部供血不足、缓解心悸等症状有良好效果。

4. 四君子汤

组成：人参、白术、茯苓、甘草。

功效：益气健脾。

主治：脾气虚弱导致的乏力、头晕、气短等症状，能够增强机体正气，改善脾胃功能，促进营养物质的吸收和利用，为脑部提供充足的营养支持。

5. 五通汤

组成：麻黄、当归、桂枝、白芍、丹参等。

功效：活血化瘀，通经活络。

主治：脑血管疾病中因血瘀阻络引起的症状。能够改善脑部血液循环，缓解脑部缺血缺氧状态。

除了以上几种方剂外，中医治疗脑血管疾病还有多种其他方剂，如血府逐瘀汤、补阳还五汤等。这些方剂针对不同类型、不同病因的脑血管疾病具有不同的治疗作用，临床使用时需根据具体情况进行选择。

（四）消化系统疾病

消化系统疾病如胃炎、胃溃疡等在中老年人群中较为常见。中医认为，这些疾病多与脾胃虚弱、湿热内蕴等因素有关。因此，在治疗消化系统疾病时，可选用健脾和胃、清热利湿的经典方药。中医在治疗消化系统疾病方面积累了丰富的经验，形成了多种经典方药。以下将详细介绍中医在治疗急性胃炎、慢性胃炎、消化道溃疡、胃下垂、胃黏膜脱垂症、消化不良等消化系统疾病中的经典方药。

1. 急性胃炎

急性胃炎起病急，多表现为胃脘疼痛、恶心呕吐等症状。中医治疗常采用清热解毒、和胃止痛的方剂。

常用方剂：黄连解毒汤。

组成：黄连、黄芩、黄柏、栀子。

功效：清热泻火，解毒止痛。

主治：适用于热邪内盛、胃火炽盛所致急性胃炎。

2. 慢性胃炎

慢性胃炎病程较长，常表现为胃脘隐痛、食欲不振等症状。中医治疗常采用健脾和胃、疏肝理气的方剂。

常用方剂：香砂六君子汤。

组成：人参、白术、茯苓、甘草、半夏、陈皮、木香、砂仁等。

功效：健脾和胃，疏肝理气。

主治：适用于脾胃虚弱、肝郁气滞所致慢性胃炎。

3. 消化道溃疡

消化道溃疡常表现为胃脘疼痛、反酸、嗳气等症状。中医治疗常采用制酸止痛、健脾和胃的方剂。

常用方剂：丹参饮。

组成：丹参、檀香、砂仁等。

功效：活血通络，制酸止痛。

主治：适用于瘀血内阻、胃络不和所致消化道溃疡。

4. 胃下垂

胃下垂表现为胃脘坠胀、食欲不振等症状。中医治疗常采用补中益气、升阳举陷的方剂。

常用方剂：补中益气汤。

组成：黄芪、人参、白术、甘草、陈皮、升麻、柴胡、当归等。

功效：补中益气，升阳举陷。

主治：适用于脾胃虚弱、中气下陷所致胃下垂。

5. 胃黏膜脱垂症

胃黏膜脱垂症表现为胃痛、胃胀等症状。中医治疗常采用和胃降逆、行气活血的方剂。

常用方剂：旋覆代赭汤。

组成：旋覆花、代赭石、半夏、生姜、大枣、甘草等。

功效：和胃降逆，行气活血。

主治：适用于胃气上逆、气血瘀滞所致胃黏膜脱垂症。

6. 消化不良

消化不良表现为腹胀、食欲不振、嗳气等症状。中医治疗常采用健脾消食、和胃理气的方剂。

常用方剂：保和丸。

组成：山楂、神曲、莱菔子、半夏、茯苓、陈皮、连翘等。

功效：消食和胃，理气止痛。

主治：适用于食积停滞、胃气不和所致消化不良。

（五）其他疾病

除了上述疾病外，中医经典方药还广泛应用于其他疾病的治疗，如呼吸系统疾病、妇科疾病、精神疾病等。针对不同疾病的病理特点，可选用相应的经典方药进行治疗。

三、治疗原理与机制

中医经典方药的治疗原理主要基于中医的整体观念和辨证施治原则。通过对疾病的病因、病机进行分析和判断，选用相应的经典方药进行治疗。这些方药通过调节人体阴阳平衡、气血运行等机制，改善脏腑功能，提高机体免疫力，从而达到治疗疾病的目的。具体来说，中医经典方药的治疗机制包括以下几个方面。

（一）调和脏腑功能

中医经典方药能够调和脏腑功能，改善脏腑的病理状态。例如，在心血管疾病的治疗中，通过温阳通脉、活血化瘀等方剂，改善心血管功能；在消化系统疾病的治疗中，通过健脾和胃、清热利湿等方剂，调和脾胃功能。

（二）调节气血运行

中医经典方药能够调节气血运行，促进气血流通。例如，在脑血管疾病的治疗中，通过活血化瘀、通络开窍等方剂，改善脑部血液循环；在骨质疏松症的治疗中，通过补肾健脾、强筋壮骨等方剂，增强骨骼的气血供应。

（三）提高机体免疫力

中医经典方药能够提高机体免疫力，增强机体对疾病的抵抗力。通过调节人体阴阳平衡、补益脏腑功能等机制，提高机体的整体健康水平。

四、临床应用案例

为了更具体地说明中医经典方药在治疗中老年疾病中的应用效果，下面将结合一些临床案例进行分析。这些案例涵盖呼吸系统疾病、循环系统疾病、消化系统疾病等多种类型的中老年疾病，通过选用合适的中医经典方药进行治疗，取得了显著的治疗效果。

（一）呼吸系统疾病

案例：慢性阻塞性肺疾病

（1）患者信息：张先生，68 岁，长期吸烟史。

（2）病情描述：因长期咳嗽、咳痰和进行性呼吸困难，诊断为慢性阻塞性肺疾病。在西医治疗下，症状虽有缓解但反复发作，影响日常生活。

（3）治疗方案：采用中医经典方药“麻杏石甘汤”加减治疗。方剂组成包括麻黄、杏仁、石膏、甘草等，旨在清热宣肺、止咳平喘。

（4）治疗过程与结果：患者坚持服药 1 个疗程后，咳嗽、咳痰症状明显减轻，呼吸困难得到缓解。经过 3 个疗程的治疗，患者生活质量显著提高，能够参与日常活动。

（二）循环系统疾病

案例：冠心病心绞痛

（1）患者信息：李女士，70岁，冠心病史多年。

（2）病情描述：近期频繁发作心绞痛，服用西药扩血管药物效果不佳，且有心悸、失眠等症状。

（3）治疗方案：采用中医经典方药“血府逐瘀汤”加减治疗。方剂组成包括桃仁、红花、赤芍、川芎等，旨在活血化瘀、行气止痛。

（4）治疗过程与结果：患者服药后心绞痛发作次数明显减少，心悸、失眠等症状得到改善。经过2个疗程的治疗，患者病情稳定，生活质量提高。

（三）消化系统疾病

案例：慢性胃炎伴消化不良

（1）患者信息：王先生，65岁，慢性胃炎病史多年。

（2）病情描述：长期腹胀、食欲不振，伴有反酸、嗳气等症状。西药治疗效果不佳，且不良反应明显。

（3）治疗方案：采用中医经典方药“香砂六君子汤”加减治疗。方剂组成包括人参、白术、茯苓、甘草等，旨在健脾和胃、理气止痛。

（4）治疗过程与结果：患者服药后腹胀、食欲不振等症状明显减轻，反酸、嗳气等症状消失。经过1个疗程的治疗，患者食欲增加，消化功能基本恢复正常。

（四）其他疾病

案例：糖尿病

（1）患者信息：赵先生，72岁，糖尿病患者。

（2）病情描述：长期血糖控制不佳，出现多饮、多食、多尿和体重下降等症状。西药治疗效果不明显，且存在不良反应。

（3）治疗方案：采用中医经典方药“玉泉散”加减治疗。方剂组成包括天花粉、葛根、麦冬、生地黄等，旨在滋阴清热、生津止渴。

（4）治疗过程与结果：患者服药后血糖水平逐渐下降，多饮、多食、多尿等症状得到改善。经过一段时间的治疗，患者血糖控制在正常范围内，生活质量提高。

（五）特殊病证

案例：更年期综合征

（1）患者信息：刘女士，55岁，处于更年期阶段。

（2）病情描述：出现潮热、盗汗、失眠、情绪波动等症状，严重影响日常生活和工作。

（3）治疗方案：采用中医经典方药“二仙汤”加减治疗。方剂组成包括仙茅、仙灵脾（即淫羊藿）、巴戟天、当归等，旨在温肾阳、补肾精、调冲任。

（4）治疗过程与结果：患者服药后潮热、盗汗等症状明显减轻，睡眠质量提高，情绪稳定。经过2个疗程的治疗，患者更年期综合征症状基本消失，生活恢复正常。

五、注意事项与安全性

在使用中医经典方药治疗中老年疾病时，为了确保治疗的安全性和有效性，需要注意以下几点。

（一）辨证施治

中医经典方药的治疗需要根据患者的具体病情进行辨证施治。因此，在使用方药前需要仔细询问病史、进行体格检查等，明确疾病的病因、病机以及患者的体质状况等因素，以便选用合适的方药进行治疗。

（二）合理用药

在使用中医经典方药时，需要遵循合理用药的原则。这包括根据病情选择合适的方剂、控制用药剂量和疗程、避免不必要的药物联用等。同时，需要注意药物的相互作用和潜在的不良反应，确保治疗的安全性和有效性。

（三）个体化治疗

中老年人群由于生理功能的衰退和个体差异，对药物的反应可能存在差异。

因此，在使用中医经典方药时，需要根据患者的具体情况进行个体化治疗。这包括根据患者的年龄、性别、体质、病情等因素调整用药方案，确保治疗更加精准和有效。

（四）饮食调理

中医经典方药的治疗往往与饮食调理相结合。患者需要根据医生的指导，合理调整饮食结构，避免进食与疾病相冲突的食物，增加对疾病有益的食物摄入。通过饮食调理，可以辅助药物治疗，提高治疗效果。

第三节　针灸推拿在治疗中的应用

一、针灸推拿概述

针灸，作为中国传统医学的瑰宝，历经数千年的传承与发展，已经成为全球范围内备受瞩目的治疗方法之一。它凭借着独特的理论体系和操作技术，在治疗各种疾病上展现出了显著效果。针灸是通过刺激人体特定穴位，以调节体内气血运行，达到治疗疾病的目的；推拿则是通过揉、按、推、摩等基本手法，以及捏脊、滚法等复合手法，作用于人体肌肉、关节等软组织，以疏通经络、调和气血、平衡阴阳。针灸推拿在中医理论指导下，广泛应用于临床各科，对多种疾病具有良好的治疗效果。

（一）针灸的起源与发展

针灸的起源可以追溯到远古时期，原始社会的人类在生产生活中，由于各种原因导致身体受伤后，出于本能地用手或石片等物按压、刺伤身体某些部位，以缓解疼痛。随着经验的积累，人们逐渐发现某些特定的部位在受到刺激后，不仅具有止痛作用，还能治疗某些疾病。这就是最早的针灸疗法。

到了春秋战国时期，针灸理论得到了进一步的发展。《黄帝内经》作为中医理论的经典之作，其中对针灸理论进行了深入阐述。书中指出，“针所不为，灸之所宜”“九针之宜，各有所为”。这一时期，针灸理论开始与经络学说相结合，形成了较为完整的理论体系。

随着历史的推移，针灸疗法不断得到传承与发展。到了唐宋时期，针灸疗法已经成为一门独立的医学体系，并在临床上得到了广泛应用。明清时期，针灸疗法进一步得到完善和发展，形成了许多具有特色的流派和学说。

（二）经络理论

经络理论是针灸推拿的基础和核心。经络是人体内气血运行的通道，它遍布全身，连接五脏六腑、四肢百骸，是人体生命活动的重要组成部分。经络理论认为，人体的生理功能是通过经络的联络作用来实现的，而病理变化则会影响经络的通畅。因此，通过刺激经络上的特定穴位，可以调节人体的生理功能，治疗各种疾病。

经络系统包括经脉和络脉两部分。经脉是经络系统的主要组成部分，它按照一定的路线循行于全身，具有固定的穴位。络脉则是经脉的分支和细小血管，它们交织成网，遍布全身。经脉和络脉相互关联、相互影响，共同维持着人体的生命活动。

（三）穴位与腧穴

穴位是针灸治疗的关键，是人体经络上的特定点。穴位的选取需遵循“循经取穴”“以痛为腧”等原则。常见的穴位包括四肢部穴位、躯干部穴位、头面部穴位等。四肢部穴位如合谷、足三里等，常用于治疗四肢疼痛、麻木等症状；躯干部穴位如中脘、关元等，常用于治疗胃肠疾病、妇科疾病等；头面部穴位如太阳、风池等，常用于治疗头痛、眩晕等症状。在选取穴位时，需根据患者的具体病情、病因病机、体质差异等因素综合考虑，以确保治疗效果。

腧穴则是指穴位所在的组织结构，它是针灸治疗时刺激的对象。腧穴的组织结构包括皮肤、肌肉、神经、血管等，这些组织结构的不同特点决定了针灸治疗时的刺激方式和治疗效果。

（四）阴阳五行与针灸推拿

阴阳五行学说是中医理论的重要组成部分，也是针灸推拿理论的重要基础。阴阳五行学说认为，宇宙万物都是由阴阳和五行所构成的。阴阳平衡是宇宙间最基本的对立统一关系，五行则是构成宇宙万物的五种基本物质和能量状态。在针灸推拿治疗中，阴阳五行学说有着重要的应用价值。例如，在选取穴位时，需要考虑穴位的阴阳属性和五行属性，以及与患者体质、病情等因素的相互关系。通过合理的穴位配伍和针灸、推拿手法，调节体内的阴阳平衡和五行，从而达到治疗疾病的目的。

（五）针灸推拿的治疗原理

针灸推拿的治疗原理主要包括以下几个方面：一是疏通经络，调和气血。通过刺激穴位和推拿手法作用于经络，以疏通经络、调和气血，改善气血运行不畅的状况，从而治疗各种疾病。二是调和阴阳，平衡脏腑。针灸推拿可以调节体内阴阳失衡的状态，平衡脏腑功能，达到治疗疾病的目的。三是激发人体正气，提高免疫力。针灸推拿可以激发人体的自我调节机制，增强免疫力，提高抗病能力。四是舒筋活络，缓解疼痛。通过推拿手法作用于肌肉、关节等软组织，可以舒筋活络、缓解疼痛症状。

（六）针灸推拿疗法的应用

针灸推拿疗法在临床应用上非常广泛，几乎可以应用于各个系统的疾病治疗。

（1）神经系统疾病：如头痛、失眠、抑郁、焦虑等。

（2）运动系统疾病：如颈肩腰腿痛、关节炎、肌肉劳损等。

（3）妇科疾病：如月经不调、痛经、不孕等。

（4）呼吸系统疾病：如感冒、咳嗽、哮喘等。

（5）消化系统疾病：如胃痛、消化不良、腹泻等。

二、针灸推拿在颈肩腰腿痛治疗中的应用

中老年人群由于年龄增长、身体功能下降以及长期累积的劳损，颈肩腰腿痛成为常见的健康问题。颈肩腰腿痛是一类以颈部、肩部、腰部和腿部疼痛为主要症状的疾病，通常伴随活动受限、僵硬和麻木等症状。颈肩腰腿痛主要包括颈椎病、肩周炎、腰椎间盘突出等疾病。这些疼痛问题的原因复杂多样，如骨质增生、肌肉劳损、神经根受压等。中老年人的骨质和关节会发生退行性改变，导致骨密度下降、关节间隙变窄等问题，进而引发疼痛。此外，中老年人群还常伴随骨质疏松、肌肉萎缩等问题，使得颈肩腰腿痛的症状更加明显。颈肩腰腿痛不仅影响中老年人的生活质量，还可能导致功能障碍和残疾。针灸、推拿作为中国传统医学的瑰宝，在治疗中老年颈肩腰腿痛方面具有独特的优势。

（一）针灸在颈肩腰腿痛治疗中的应用

1. 颈痛

颈痛多因长期低头工作、睡眠姿势不当等原因导致颈椎劳损、肌肉紧张。针灸治疗颈痛主要选择颈部和上背部的腧穴，如风池、肩井、天柱、列缺等。

（1）取穴：风池、肩井、天柱、列缺等。

（2）进针：患者取坐位或俯卧位，针刺风池穴时，针尖沿皮下斜刺，深度1 ~ 1.5寸；针刺肩井穴时，针尖直刺，深度1 ~ 2寸。

（3）捻转提插：进针后进行适当的捻转和提插，以增强针感，直到患者感觉酸、麻、胀、重等“得气”感。

（4）留针：针感出现后留针15 ~ 20分钟，每5分钟进行一次捻转提插。

2. 肩痛

肩痛常见于肩周炎、肩部肌肉劳损等。针灸治疗肩痛主要选择肩部和上背部的腧穴，如肩髃、肩井、曲池等。

（1）取穴：肩髃、肩井、曲池等。

（2）进针：患者取坐位或仰卧位，针刺肩髃穴时，针尖直刺，深度1 ~ 1.5寸。

（3）捻转提插：进针后进行适当的捻转和提插，以增强针感，直到患者感觉酸、麻、胀、重等“得气”感。

（4）留针：针感出现后留针15 ~ 20分钟，每5分钟进行一次捻转提插。

3. 腰痛

腰痛多因腰椎间盘突出、腰肌劳损等原因导致。针灸治疗腰痛主要选择腰部和下肢的腧穴，如肾俞、腰阳关、委中、承山等。

（1）取穴：肾俞、腰阳关、委中、承山等。

（2）进针：患者取俯卧位或侧卧位，针刺肾俞穴时，针尖直刺，深度1 ~ 1.5寸；针刺委中穴时，针尖直刺，深度1 ~ 2寸。

（3）捻转提插：进针后进行适当的捻转和提插，以增强针感，直到患者感觉酸、麻、胀、重等“得气”感。

（4）留针：针感出现后留针15 ~ 20分钟，每5分钟进行一次捻转提插。

4. 腿痛

腿痛多因坐骨神经痛、下肢血管疾病等原因导致。针灸治疗腿痛主要选择下肢和腰部的腧穴，如环跳、足三里、阳陵泉、太冲等。

（1）取穴：环跳、足三里、阳陵泉、太冲等。

（2）进针：患者取侧卧位或仰卧位，针刺环跳穴时，针尖直刺，深度2 ~ 3寸；针刺足三里穴时，针尖直刺，深度1 ~ 1.5寸。

（3）捻转提插：进针后进行适当的捻转和提插，以增强针感，直到患者感觉酸、麻、胀、重等“得气”感。

（4）留针：针感出现后留针15 ~ 20分钟，每5分钟进行一次捻转提插。

（二）推拿在颈肩腰腿痛中的应用

1. 颈痛

（1）取穴：风池、肩井、天柱等。

（2）手法：运用按法、揉法、捏法等手法，重点按揉风池、肩井，并沿颈部肌肉走向进行推拿，以放松肌肉，疏通经络。

（3）频率和力度：手法应轻重适宜，以患者感到舒适为度，每次操作15～20分钟，每周2～3次。

2. 肩痛

（1）取穴：肩髃、肩井、曲池等。

（2）手法：运用按法、揉法、拿法等手法，重点按揉肩髃、肩井，并沿肩部肌肉走向进行推拿，以放松肌肉，改善血液循环。

（3）频率和力度：手法应轻重适宜，以患者感到舒适为度，每次操作15～20分钟，每周2～3次。

3. 腰痛

（1）取穴：肾俞、腰阳关、委中等。

（2）手法：运用按法、揉法、推法等手法，重点按揉肾俞、腰阳关，并沿腰部肌肉走向进行推拿，以放松肌肉，改善血液循环。

（3）频率和力度：手法应轻重适宜，以患者感到舒适为度，每次操作15～20分钟，每周2～3次。

4. 腿痛

（1）取穴：环跳、足三里、阳陵泉等。

（2）手法：运用按法、揉法、推法等手法，重点按揉环跳、足三里，并沿腿部肌肉走向进行推拿，以放松肌肉，改善血液循环。

（3）频率和力度：手法应轻重适宜，以患者感到舒适为度，每次操作15～20分钟，每周2～3次。

（三）注意事项

（1）治疗过程中应由专业的中医师进行操作，确保技术和卫生条件。

（2）患者在接受针灸推拿治疗前应进行全面的身体检查，了解病情和身体状况。

（3）针灸推拿治疗过程中，患者应保持放松状态，避免受凉、饮酒、过度劳累等。

（4）治疗后如出现不适，应立即停止治疗，并及时向医师反映情况。

三、推拿按摩在改善睡眠中的应用

在现代社会中，随着生活节奏的加快和工作压力的增大，越来越多的人面临着睡眠障碍和疲劳问题。推拿按摩通过手法作用于人体特定部位，调节经络、疏通气血、改善脏腑功能，对改善睡眠和缓解疲劳具有显著效果。

（一）失眠的中医辨证

失眠在中医辨证中主要分为以下几种类型。

1. 心脾两虚型

（1）症状：失眠、多梦、易醒、心悸、乏力。

（2）治疗原则：补益心脾，安神定志。

（3）常用穴位：神门、内关、心俞、脾俞、足三里。

2. 肝郁化火型

（1）症状：入睡困难、易醒、烦躁易怒、头晕目眩。

（2）治疗原则：疏肝解郁，清心安神。

（3）常用穴位：太冲、行间、肝俞、心俞、内关。

3. 阴虚火旺型

（1）症状：心烦失眠、五心烦热、盗汗、口干咽燥。

（2）治疗原则：滋阴降火，安神定志。

（3）常用穴位：太溪、三阴交、肾俞、神门、照海。

（二）推拿按摩操作方法

1. 神门推拿

（1）位置：在手腕掌侧，腕掌横纹尺侧端，尺侧腕屈肌腱的桡侧凹陷处。

（2）手法：用拇指指腹按压神门，逐渐加力，力度适中，以酸胀感为宜，每次操作 3 ~ 5 分钟。

2. 内关推拿

（1）位置：前臂掌侧，腕横纹上 2 寸，两筋之间。

（2）手法：用拇指指腹按压内关，力度适中，以酸胀感为宜，每次操作 3~ 5 分钟。

3. 足三里推拿

（1）位置：在小腿前外侧，当犊鼻下 3 寸，距胫骨前嵴外 1 横指处。

（2）手法：用拇指指腹按压足三里，逐渐加力，力度适中，以酸胀感为宜，每次操作 3 ~ 5 分钟。

（三）推拿按摩的疗效观察

通过对失眠患者进行推拿按摩治疗，发现大部分患者的睡眠质量有所改善。具体表现为入睡时间缩短、夜间觉醒次数减少、睡眠深度增加、梦境减少等。

（四）验案举例

患者，女性，45 岁，长期失眠，入睡困难，夜间易醒、多梦，诊断为心脾两虚型失眠。

（1）治疗方案：①推拿按摩：取穴神门、内关、心俞、脾俞、足三里，每次按摩 15 ~ 20 分钟，每周 3 次。②操作方法：用拇指指腹按压上述穴位，逐渐加力，力度适中，以酸胀感为宜。

（2）治疗效果：经过 4 周的治疗，患者入睡时间缩短，夜间觉醒次数减少，睡眠质量明显改善。

四、推拿按摩在缓解疲劳中的应用

（一）疲劳的中医辨证

疲劳在中医辨证中主要分为以下几种类型。

1. 气虚疲劳

（1）症状：乏力、气短、自汗、食欲不振。

（2）治疗原则：补气健脾，益气固表。

（3）常用穴位：气海、关元、足三里、脾俞。

2. 血虚疲劳

（1）症状：乏力、头晕、心悸、面色苍白。

（2）治疗原则：补血养心，益气补血。

（3）常用穴位：气海、关元、血海、三阴交。

3. 湿热疲劳

（1）症状：乏力、头重如裹、口苦、便溏。

（2）治疗原则：清热利湿，健脾化湿。

（3）常用穴位：阴陵泉、脾俞、足三里、中脘。

（二）推拿按摩操作方法

1. 气海推拿

（1）位置：在下腹部，前正中线上，当脐中下 1.5 寸。

（2）手法：用拇指指腹按压气海，逐渐加力，力度适中，以酸胀感为宜，每次操作 3 ~ 5 分钟。

2. 关元推拿

（1）位置：在下腹部，前正中线上，当脐下 3 寸。

（2）手法：用拇指指腹按压关元，逐渐加力，力度适中，以酸胀感为宜，每次操作 3 ~ 5 分钟。

3. 血海推拿

（1）位置：在大腿内侧，髌骨上缘 2 寸，股四头肌内侧头的隆起处。

（2）手法：用拇指指腹按压血海，逐渐加力，力度适中，以酸胀感为宜，每次操作 3 ~ 5 分钟。

（三）推拿按摩的疗效观察

通过对疲劳患者进行推拿按摩治疗，发现大部分患者的疲劳感有所缓解。具体表现为体力恢复、精神振奋、食欲增加、工作效率提高等。

（四）验案举例

患者，男性，50 岁，长期从事体力劳动，感觉疲劳乏力，精神不振，诊断为气虚疲劳。

（1）治疗方案：①推拿按摩：取穴气海、关元、足三里、脾俞，每次按摩 15 ~ 20 分钟，每周 3 次。②操作方法：用拇指指腹按压上述穴位，逐渐加力，力度适中，以酸胀感为宜。

（2）治疗效果：经过 4 周的治疗，患者体力恢复，精神振奋，工作效率明显提高。

（五）注意事项

虽然推拿按摩具有改善睡眠和缓解疲劳的作用，但在实际应用中仍需注意以下事项。

（1）手法要轻柔：推拿按摩时手法要轻柔、均匀，避免过度用力或操作不当导致损伤。

（2）选择合适的按摩部位：根据个人情况选择合适的按摩部位和穴位，避免盲目按摩导致不良后果。

（3）注意保暖：推拿按摩时要注意保暖，避免受凉感冒。

（4）禁忌证：对于孕妇、高血压患者、皮肤破损者等特殊人群，应慎重选择推拿按摩或遵循专业医师的建议。

五、针灸治疗慢性疾病的案例分享

案例一：高血压

患者，男性，65岁，患高血压10年，症状包括头晕、头痛、耳鸣、心悸，血压常在150/95 mmHg以上。

（1）针灸取穴：风池、合谷、内关、太冲、足三里、曲池、血海、阳陵泉。

（2）进针：患者取坐位或仰卧位，针刺风池时，针尖沿皮下斜刺，深度1.5～2寸；针刺合谷、内关、太冲时，针尖直刺，深度0.5～1寸；针刺足三里、曲池、血海、阳陵泉时，针尖直刺，深度1～1.5寸。

（3）捻转提插：进针后进行适当的捻转和提插，以增强针感，直到患者感觉酸、麻、胀、重等“得气”感。

（4）留针：针感出现后留针20～30分钟，每5分钟进行一次捻转提插。

每周2～3次，4周为一个疗程。经过2个疗程的治疗，患者血压下降至130/85 mmHg，头晕、头痛等症状明显缓解。

案例二：糖尿病

患者，女性，60岁，患糖尿病15年，症状包括多饮、多食、多尿、乏力，血糖常在9.5 mmol/L以上。

（1）针灸取穴：脾俞、胃俞、三阴交、气海、关元、足三里、曲池。

（2）进针：患者取仰卧位，针刺脾俞、胃俞时，针尖沿皮下斜刺，深度1～1.5寸；针刺三阴交、气海、关元、足三里、曲池时，针尖直刺，深度1～1.5寸。

（3）捻转提插：进针后进行适当的捻转和提插，以增强针感，直到患者感觉酸、麻、胀、重等“得气”感。

（4）留针：针感出现后留针 20 ~ 30 分钟，每 5 分钟进行一次捻转提插。

每周 2 ~ 3 次，6 周为一个疗程。经过 2 个疗程的治疗，患者血糖降至 7.0 mmol/L，多饮、多食、多尿等症状明显改善。

案例三：慢性支气管炎

患者，男性，70 岁，患慢性支气管炎 20 年，症状包括咳嗽、咳痰、气短、胸闷，冬季和早晨症状加重。

（1）针灸取穴：肺俞、膻中、中脘、天突、太渊、尺泽、足三里。

（2）进针：患者取坐位或仰卧位，针刺肺俞时，针尖沿皮下斜刺，深度 1.5 ~ 2 寸；针刺膻中、中脘、足三里时，针尖直刺，深度 1 ~ 1.5 寸；针刺天突、太渊、尺泽时，针尖直刺，深度 0.5 ~ 1 寸。

（3）捻转提插：进针后进行适当的捻转和提插，以增强针感，直到患者感觉酸、麻、胀、重等“得气”感。

（4）留针：针感出现后留针 20 ~ 30 分钟，每 5 分钟进行一次捻转提插。

每周 2 ~ 3 次，4 周为一个疗程。经过 3 个疗程的治疗，患者咳嗽、咳痰、气短、胸闷症状明显改善，冬季和早晨症状显著减轻。

案例四：慢性胃炎

患者，女性，55 岁，患慢性胃炎 10 年，症状包括胃痛、胃胀、反酸、食欲不振。

（1）针灸取穴：中脘、胃俞、脾俞、足三里、内关、神阙、气海。

（2）进针：患者取坐位或仰卧位，针刺胃俞、脾俞时，针尖沿皮下斜刺，深度 1 ~ 1.5 寸；针刺中脘、足三里、内关、神阙、气海时，针尖直刺，深度 1 ~ 1.5 寸。

（3）捻转提插：进针后进行适当的捻转和提插，以增强针感，直到患者感觉酸、麻、胀、重等“得气”感。

（4）留针：针感出现后留针20~30分钟，每5分钟进行一次捻转提插。

每周2～3次，4周为一个疗程。经过2个疗程的治疗，患者胃痛、胃胀、反酸、食欲不振等症状明显缓解。

案例五：类风湿性关节炎

患者，女性，68岁，患类风湿性关节炎12年，症状包括关节肿痛、晨僵、活动受限、乏力。

（1）针灸取穴：肾俞、三阴交、委中、曲池、足三里、天宗。

（2）进针：患者取仰卧位，针刺肾俞时，针尖沿皮下斜刺，深度1～1.5寸；针刺三阴交、委中时，针尖直刺，深度1～1.5寸；针刺曲池、足三里、天宗时，针尖直刺，深度1～1.5寸。

（3）捻转提插：进针后进行适当的捻转和提插，以增强针感，直到患者感觉酸、麻、胀、重等“得气”感。

（4）留针：针感出现后留针20~30分钟，每5分钟进行一次捻转提插。

每周2～3次，6周为一个疗程。经过2个疗程的治疗，患者关节肿痛、晨僵、活动受限、乏力等症状明显改善。

以上5个案例展示了针灸在中老年常见慢性疾病治疗中的应用及疗效。针灸作为中医传统疗法的重要组成部分，通过调整人体的气血运行和脏腑功能，对改善慢性病患者的症状和生活质量具有显著作用。在实际应用中，针灸治疗需结合具体病情和患者体质，制订个性化的治疗方案，以取得最佳疗效。

参考文献

[1] 田震静，吕烨辉，付爱丽，等．健康教育在老年心血管疾病患者临床护理中的作用 [J]. 中国老年学杂志，2012，32（3）：502–504.

[2] 张万义．老年心血管疾病用药选择 [M]. 北京：中国中医药出版社，2002.

[3] 张学云，郑松柏．老年消化系统疾病与衰弱 [J]. 中国临床保健杂志，2023，26（1）13–16.

[4] 严隽陶．推拿学：供针灸推拿学专业用 [M]. 北京：中国中医药出版社，2003.

[5] 谢春光．老年内分泌疾病 [M]. 北京：人民军医出版社，2007.

[6] 赵平．挺起健康的脊梁 颈肩腰腿痛防治手册 名医讲堂 求医助己系列 [M]. 北京：科学普及出版社，2012.

[7] 张志礼．中西医结合防治老年皮肤病 [M]. 北京：人民卫生出版社，1989.

[8] 李求兵，梅嵘．老年痴呆症的中西医诊断与治疗 [M]. 北京：中国医药科技出版社，1999.

[9] 祝墡珠．全科医生临床能力培养 [M]. 北京：人民卫生出版社，2012.

[10] 于森，刘晓虹．老年心理健康的研究进展 [J]. 解放军护理杂志，2008（1）：30–32.

[11] 朱胤龙．实用临床中药学 [M]. 西安：陕西科学技术出版社，2013.

[12] 姜永杰．常见疾病临床护理 [M]. 长春：吉林科学技术出版社，2019.

[13] 王及超，潘铮．内镜止血在急性非静脉曲张性上消化道出血治疗中的临床价值分析 [J]. 养生大世界，2022（16）：170–171.

[14] 谭喜莹，张小萍，李莲静．对冠心病患者治疗的药物利用评价 [J]. 药学与临床研究，2017，25（2）：163–166+178.

[15] 许鹏，董鼎宇，穆新润．沙库巴曲缬沙坦联合贝那普利治疗 AMI 患者 PCI 后心力衰竭的效果及预后研究 [J]. 海南医学，2023，34（24）：3518–3522.